GUIA DE SUPERVIVENCIA PARA LA
CONSULTA DE PEDIATRÍA
EN ATENCIÓN PRIMARIA

¡Tú puedes sobrevivir también!

GUIA DE SUPERVIVENCIA PARA LA
CONSULTA DE PEDIATRÍA
EN ATENCIÓN PRIMARIA

¡Tú puedes sobrevivir también!

Alba Davinia Peraza Delgado
Melissa Hernández Rodríguez

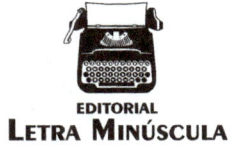

EDITORIAL
LETRA MINÚSCULA

Primera edición: marzo de 2024
ISBN: 9798873738465
Copyright © 2024 Alba Davinia Peraza Delgado
Melissa Hernández Rodríguez
Editado por Editorial Letra Minúscula
www.letraminuscula.com
contacto@letraminuscula.com

Agradecimientos

Queremos dar las gracias a todos aquellos profesionales que habéis decidido poneros bajo el brazo este libro a modo de *"guía de supervivencia para mi día a día en consulta de pediatría"*.

Por nuestra parte, aclaramos que hemos realizado esta guía con mucho mimo (bueno, y porque también hemos estado en tu misma situación). Tras haberla hecho para nosotras, decidimos que **quizás a ti también pudiera ayudarte**.

También queremos dar las gracias a nuestros familiares, que nos soportan día a día, y que lo han hecho desde el minuto uno que pensamos que "era una buena idea ser profesionales de la salud", que decidimos ser enfermeras; también a nuestros amigos, que nos han sacado un ratito del caos de vez en cuando.

Índice

Prólogo

Este libro es un manual de **consulta rápida,** práctico y útil que engloba los temas y/o patologías más frecuentes relacionados con el ejercicio de una consulta de **enfermería pediátrica,** en el ámbito de la **Atención Primaria.**

Actualmente, a muchos enfermer@s nos cuesta nuestro primer día en una consulta de pediatría, debido a que muchos compañeros no tuvieron la suerte de rotar durante su formación universitaria o bien han estado muy poco tiempo... los motivos son muy diversos.

Va dirigido tanto a enfermer@s graduados, como para aquellos que aún están en formación universitaria, sirviendo como guía para la gestión de una consulta pediátrica en atención primaria. Así, pretendemos aportar nuestro granito de arena para afrontar este miedo que en nuestras cabezas se resume en la siguiente pregunta:

"Mi primer día en pediatría comunitaria ¿Y ahora?"

Debemos recalcar que este libro está basado en el sumatorio de nuestros conocimientos, práctica/aprendizaje y guías oficiales del Servicio Canario de Salud. Esperamos que les sea de gran ayuda. ¡Gracias por adquirir el libro y confiar en nosotras!

enfermeriaproactivatfe@gmail.com

Capítulo I

Revisiones del niño sano y vacunas por calendario (Canarias)

MAPA VISUAL Y RESUMIDO DE LAS VISITAS DE PEDIATRÍA

VISITA DEL RN - ALTA PRECOZ	• Apertura Historia Clínica (HC). • Anamnesis estructurada (programa niño sano). Volcar informe hospital. Escala LATCH. • Sdme. muerte súbita lactante (SMSL), recordar posiciones para dormir, hábitos tóxicos, etc. • Somatometría (peso + talla + PC + fontanela).
REV. 15 DÍAS	• Somatometría (peso + talla + PC + fontanela). • Completar información que no se pudo en la visita previa y resolver dudas.
REV. 1 MES	• Somatometría (peso + talla + PC + fontanela). • Anamnesis estructurada (programa). Recordar explorar el reflejo rojo. • Incidir en la prevención de la plagiocefalia (posturas para dormir). • Desarrollo psicomotor. • Informar de vacunas no financiadas (Rotavirus).
REV. 2 MESES	• Somatometría (peso + talla + PC + fontanela). • Anamnesis estructurada (programa). Reflejo rojo. • Desarrollo psicomotor. • **4 vacunas:** Hexyon (1ª hexavalente) + Prevenar13 (1ª Neumococo13) + Bexsero (1ª MenB) + Rotateq/Rotarix (1ª Rotavirus V.O.).
3 MESES *Control para vacuna	No se hace revisión. Se toma peso y se evalúan PC y fontanela y se aprovecha la visita para administrar la 2ª dosis de la vacuna frente al rotavirus. Resolver dudas. • **1 vacuna V.O.:** Rotateq/Rotarix (2ª Rotavirus).

REV. 4 MESES	• Somatometría (peso + talla + PC + fontanela). • Anamnesis estructurada (programa). Reflejo rojo. • Desarrollo psicomotor. • **4 - 5 vacunas:** Hexyon (2ª hexavalente) + Prevenar13 (2ª Neumococo13) + Bexsero (2ª MenB) + Neisvac (1ª MenC) + 3ª Rotavirus (si Rotateq).
5 MESES	Ya no hay revisión. Usar para administrar vacunas si faltaron en revisiones anteriores o si precisa.
REV. 6 MESES	• Somatometría (peso + talla + PC + fontanela). • Anamnesis estructurada (programa). • Desarrollo psicomotor. • Inicio de alimentación complementaria (dar consejos, hoja informativa, etc). Si LA: cambio de leche de fórmula de inicio a II. • Empezar a ofrecer vacunación antigripal.
REV. 9 MESES	• Somatometría (peso + talla + PC + fontanela). • Anamnesis estructurada (programa). • Desarrollo psicomotor. • Evaluación de alimentación complementaria (recordar que aquí ya se puede dar yogur, aunque natural no azucarado, queso fresco, etc).
REV. 11 MESES *Control para vacunas	• Control de peso (si hay problemas con el peso o si lo piden los padres). • Reforzar alimentación complementaria. • Informar de próxima vacuna no financiada: Nimenrix - MenACWY a los 12 meses (en vez de la financiada MenC - Neisvac). • **2 vacunas:** Hexyon (3ª hexavalente) + Prevenar13 (3ª Neumococo13).
REV. 12 MESES	• Somatometría (peso + talla + PC + fontanela). • Anamnesis estructurada (programa). • Desarrollo psicomotor. • Evaluación de alimentación complementaria (recordar que aquí ya se puede dar leche de vaca entera, la miel no es necesaria, tb puede introducir verdura de hoja verde). • **3 vacunas:** Priorix (1ª SRP) + Bexsero (3ª MenB) + Neisvac (2ª MenC) / Nimenrix (MenACWY) si la compraron.

REV. 13 - 14 MESES *Control para actualizar HC / EPS / completar cartilla vacunación o administrar vacunas	Control para vacunas no administradas previamente o evolución de problemas, variaciones del peso, etc. Por ejemplo, adm de Nimenrix al decidir comprarla más tarde.
REV. 15 MESES *Control destinado fundamentalmente para vacuna	• Somatometría (peso + PC + fontanela). • **Vacuna Varicela (1ª).** Si han pasado la enfermedad antes de los 10m de vida → administrar; si la han pasado después → No administrar.
REV. 18 MESES	• Somatometría (peso + talla + PC + fontanela). • Anamnesis estructurada (programa). • Desarrollo psicomotor + M-Chat.
REV. 24 MESES	• Somatometría (peso + talla + PC + fontanela). • Anamnesis estructurada (programa). • Desarrollo psicomotor + M-Chat.
REV. 3 AÑOS	• Somatometría (peso + talla + P.A. + TA). • Anamnesis estructurada (programa). • Cribado visual y ambliopía: TNO + optotipos (citar en 6m si no colabora). Derivar a OFT si alteración. • **1 vacuna:** ProQuad (TetraV - 2ª VVZ y 2ª SRP). Si han pasado la varicela entre los 15 m - 3a → administrar sólo SRP (Priorix).
REV. 4 AÑOS	• Somatometría (peso + talla + P.A. + TA). • Anamnesis estructurada (programa). • Desarrollo psicomotor + TNO + optotipos. Derivar a OFT si alteración.
REV. 6 AÑOS *En esta revisión cambiar ya de optotipo (cartel de letras, no figuras)	• Somatometría (peso + talla + P.A. + TA). • Anamnesis estructurada (programa). • Desarrollo psicomotor + TNO + optotipos. Derivar a OFT si alteración. • **Vacuna:** Tetraxim (1ª VPI/DTPa). Revisar: si ya tiene 4 dosis de polio puestas, sólo Triaxis (dtpa); si tiene menos de 4 dosis de polio puestas: Tetraxim (VPI/DTPa).

REV. 9 AÑOS	• Somatometría (peso + talla + P.A. + TA). • Anamnesis estructurada (programa). • Desarrollo psicomotor + Test ADAMS + estadios Tanner. • Optotipos. Derivar a OFT si alteración.
REV. 12 AÑOS	• Somatometría (peso + talla + P.A. + TA). • Anamnesis estructurada (programa). • Test de Scoff (TCA). • **2 - 3 vacunas:** Nimenrix (MenACWY) + Gardasil 9 (VPH, recordar grupos financiados). VVZ si no ha sido vacunado previamente o no ha pasado la enfermedad. • Recordar disponer una cita en 6 m para 2ª dosis de VPH.
REV. 14 AÑOS	• Somatometría (peso + talla + P.A. + TA). • Anamnesis estructurada (programa). • **Vacuna:** Td.

En primer lugar y muy importante ...

Debemos recordar siempre, una vez abrimos en el programa informático la HC del niño, hacer clic en "buscador de diagnósticos", buscar "consulta programa de salud...", seleccionar el intervalo de edad de la revisión que vamos a realizar, escribiendo en observaciones la edad dentro del intervalo. **Ejemplo:** diagnóstico "CONSULTA PROGRAMA DE SALUD INFANTIL DE 0 A 23 MESES"; observaciones: "REV 3 DÍAS". Existen:

- ⟿ Programa de salud infantil de 0 a 23 meses.
- ⟿ Programa de salud infantil de 2 a 5 años.
- ⟿ Programa de salud infantil de 6 a 14 años.

No todas las revisiones llevan vacunas o una exploración exhaustiva, algunas están de manera "reducida", para poder evaluar la evolución de peso del niño (entre otros) y administrar vacunas por calendario (o recordar próximas revisiones). Legalmente, resulta interesante anotar siempre con **quién** acude a la revisión el menor.

En segundo lugar ... ¿Qué aguja utilizo?

- **Lactantes muy pequeños o prematuros:** vasto externo del muslo - 25G (naranja) de 16 mm.
- **< 12 meses:** vasto externo del muslo - 25G (naranja) de 25 mm.
- **1 - 2 años:** se recomienda vasto externo del muslo - 25G (naranja) de 25 mm.
- **≥ 3 años:** se recomienda deltoides - 25G (naranja) de 25 mm.
- **Niños/adolescentes grandes u obesos:** Deltoides - 23G (azul) de 25 mm.

VISITA DEL RECIÉN NACIDO (3-5º DÍA) - ALTA PRECOZ
Apertura de HC + Rellenar y aportar cartilla + anamnesis estructurada + somatometría

+ **Encuadrar revisión/visita en diagnóstico:** "consulta programa de salud infantil de 0 - 23 meses"; observaciones: "REV X DÍAS".

+ **Apertura de historia clínica:** preguntar y registrar antecedentes personales del bebé, antecedentes familiares, alergias, etc.; **rellenar cartilla de vacunación** y realizar anamnesis estructurada (dentro del Programa de Salud Infantil).

+ **Anamnesis estructurada:** en esta visita habrá que rellenar datos generales que aparecen en el informe procedente del ingreso y alta hospitalaria que aportarán los padres. Ejemplo de informe de alta aportado por el servicio de pediatría de la sección de neonatología del hospital: embarazo (controlado o no, deseado o no, normal o no, retraso crecimiento intrauterino, ITS, DM gestacional, hábitos, duración del mismo, edad de la madre); el cribado auditivo (OEA) de ambos oídos; el cribado de metabolopatías (si le realizaron la PD o no, y si procede una segunda muestra);

somatometría al nacer, al alta y la que le tomaremos en la consulta; el tipo de parto (eutócico/cesárea, tiempo de amniorrexis, presentación cefálica/podálica,- etc.); puntuación Apgar / reanimación / ictericia; grupo sanguíneo del RN; tipo de lactancia y n° tomas/cantidad/concentración; diuresis (n° pañales mojados/día) y deposiciones (n°/día); reflejo rojo y exploración física (junto al pediatra).

🍼 **En cuanto al tipo de lactancia:**

✚ Lactancia materna (LM): n° de tomas al día, a demanda. Preguntar si le duele cuando succiona (**detectar problemas de la LM, escala LATCH**).

✚ Lactancia artificial (LA): n° de tomas al día, cantidad (ml en c/biberón) y frecuencia. Se suele expresar: tomas/ml/horas, por ejemplo: 6/330/4 → 6 tomas de 330ml c/4h.

💧 Diuresis: es importante que empape bien el pañal, si lo hace es un signo de que está comiendo bien.

💩 Deposiciones: puede estar hasta 6-10 días sin deposiciones. Lo importante es explicar que las heces con LM varían mucho y que todas éstas serán normales mientras NO sean blancas, negras, rojas o con moco, o mientras no haya incomodidad o irritabilidad.

> ⚠ Meconio a partir del 5° día de vida es signo de alarma.

🛏 Sueño/descanso: valorar si se despierta para las tomas, cuántas horas seguidas duerme, en qué postura (supino con lateralización de la cabeza; recordar ir alternando posición de la misma). Siempre que esté vigilado se puede fomentar la postura de prono para favorecer la musculatura cervical y prevenir la plagiocefalia. Para evitar la muerte súbita se aconseja que el RN duerma boca arriba y que las personas que conviven con él no fumen.

⚙ Vitamina D: se suplementa a **TODOS** hasta los 12m de vida. Se suele prescribir "Deltius 10.000 UI/ml GOTAS frasco 10 ml" (10.000 UI = 250 mcg) → posología de 2 gotas c/24h.

Durante la exploración conjunta al pediatra se tendrá en cuenta la exploración o cribado de la displasia de cadera (maniobras de Ortolani y Barlow; suelen tener mayor riesgo ante un parto con presentación de nalgas), descartar distensión abdominal (obstrucción intestinal, meteorismo…), abdomen excavado y hundido (hernia diafragmática), protusiones (hernias, umbilical o epigástrica), otros signos de alarma abdomen (hepatomegalia, esplenomegalia, masas; patologías umbilicales como granulomas o caída tardía del cordón umbilical). Se hará una exploración de la cavidad bucodental: fisura, quistes palatinos / perlas de Epstein, aftas de Bednar, hipoglosia, frenillos, nódulos de Böhn (candidiasis bucal), dientes o erupciones (suelen aparecer a nivel de incisivos inferiores y generalmente no es imprescindible extracción a menos que dificulte la lactancia o se muevan por riesgo de aspiración). Exploración clavicular: es el hueso más frecuentemente fracturado en el parto; en caso de fractura nos encontraremos una sintomatología muy sutil: tumefacción, signo de la tecla al hundirse con palpación, crepitación, reflejo del moro asimétrico, irritabilidad). El tratamiento es conservador, intentando movilizar lo menos posible el brazo afectado (se formará un callo de fractura a los pocos días de vida sin necesidad de ningún tratamiento en 2 – 3 semanas).

Somatometría: peso, talla, perímetro craneal, fontanela: Se debe apuntar el peso al nacer y al alta hospitalaria (incluyendo la fecha de ambas modificando la fecha en la planilla de registro previa validación), así como la que tomaremos en la revisión, para valorar su percentil y evolución del mismo. Puede haber una pérdida fisiológica del 7-10 %. Si la pérdida es mayor, es decir, el lactante sigue perdiendo peso más allá del 10º día de vida, no recupera su ganancia ponderal a las 3 semanas de vida, o su ganancia ponderal está por debajo del p10 al mes de vida, habrá que volver a citar para control (valorar en conjunto con el pediatra). En dicho control será preciso calcular el aumento ponderal en g/día. Rango de normalidad: 20 - 30 g/día.

El tiempo medio de cierre de la fontanela anterior oscila entre 13 – 24 meses. En los varones suelen cerrar antes que en las niñas. Recordar que la fontanela anterior es la más relevante clínicamente, ya que proporciona información del estado de salud, especialmente del estado de hidratación y de la PIC:

- Hundida = deshidratación.
- Abombada/abultada = aumento de la PIC (hidrocefalia, hipoxemia, meningitis, traumatismo, hemorragia).

El retraso del cierre está relacionado con (entre las afecciones más comunes): hipotiroidismo congénito, Sdme. Down, acondroplasia, raquitismo, aumento de la PIC.

☆ **Principales recomendaciones a dar a los padres en esta visita:**

- Reforzar la LM (mejor alimento de forma exclusiva los primeros 6 meses de vida) y a demanda (frecuente que sean 6-8 tomas/día).
- Evitar el uso del chupete hasta que la LM esté bien establecida (hasta que veamos buena escala LATCH).
- Cura del cordón umbilical con agua tibia con jabón neutro, secando minuciosamente tras su lavado.
- Prevención de la plagiocefalia postural: durante el sueño el bebé debe dormir boca arriba alternando la posición de

la cabeza de manera regular, cambiando la procedencia de los estímulos, alternar posición de la cabeza durante las tomas y durante los cambios de pañal, etc. Cuando esté despierto, ponerlo apoyado sobre la barriguita para liberar la cabeza de presión 2-3 veces al día por 5 minutos; vigilar y asegurarse que nunca se le coloque en esta posición si está dormido.

- Acudir al centro en caso de temperatura axilar > 37, 5° o rectal > 38°, color amarillento de la piel (sobre todo si llega a las piernas), dificultad para respirar, coloración azulada o pálido intenso, rigidez, pérdida de conciencia o movimientos repetitivos que le parezcan raros, secreción; o micción inferior a 4 veces al día a partir del 4° día de vida.
- Administración de vacunas incluidas dentro del calendario (recomendadas por el CAV).
- La aportación de la herramienta digital de e-lactancia. org (avalada por la AEP) para consultar información sobre la seguridad de los fármacos ante la LM (ya sea crónica o puntual).

+ **Citar** para la visita/control de los **15 días**

> **VISITA DE LOS 15 DÍAS**
>
> **Somatometría + resolver dudas + terminar lo que faltó por rellenar/preguntar de la consulta anterior + apuntar en la cartilla las vacunas no financiadas + valorar vacuna frente al VRS**

- **Recomendar vacunación frente al VRS (Beyfortus® – Nirsevimab).** Financiada. Diferentes casos:
  - Si nació durante la "temporada de VRS", es decir entre el 1 de octubre y el 31 de marzo, se les administrará una dosis única en el hospital previo alta.

- Si nació "fuera de la temporada VRS", es decir, entre el 1 de abril y el 30 de septiembre y que, por tanto, tengan menos de 6 meses en octubre (cuando empieza la "temporada VRS") se administrará/inmunizará en su centro de salud en la consulta de pediatría, idealmente, en dicho mes de octubre.

☆ La recomendación se basa en su administración a todos los lactantes menores de 6 meses y recién nacidos durante el período de máxima incidencia de bronquiolitis. Se administra vía IM (la jeringa es precargada), y tenemos 2 presentaciones:
- **Beyfortus®** 50mg en 0,5ml (morada) para < 5 kg.
- **Beyfortus®** 100mg en 1ml (azul claro) para ≥ 5 kg.

- **Se apuntará en las observaciones de la cartilla de salud las siguientes vacunas NO financiadas, pero sí recomendadas:**
  - Vacunas frente al **Rotavirus**, 2 opciones:
    ▷ **Rotateq®:** 3 dosis, separadas de 4 semanas. Recomendación: a los 2 – 3 – 4 meses de edad). La primera dosis debe administrarse antes de las 13 semanas de vida, la segunda antes de las 29 semanas y la tercera antes de las 33 semanas de vida.
    ▷ **Rotarix®:** 2 dosis, separadas de 4 semanas. Recomendación: a los 2 y 3 meses de edad. La primera dosis debe administrarse antes de las 20 semanas de vida y la segunda antes de las 24 semanas de vida.

☆ Se les comentará a los padres que es el principal productor de diarrea los primeros años de vida y que ambas vacunas han demostrado seguridad y eficacia y, por lo tanto, protección ante las complicaciones graves que precisen visita urgente o ingreso hospitalario.

> ▷ Vacuna frente al **MenACWY - Nimenrix®** a los 12 meses de edad. El SCS solo financia esta vacuna a los 12 años de edad (y niños de riesgo). No obstante, el CAV recomienda su administración a todos los lactantes a los 12 meses de edad.

☆ Se les comentará a los padres que en los últimos años han aumentado las infecciones por los meningococos W e Y. Este patógeno puede producir meningitis e incluso sepsis, mayormente en niños menores de 1 año, pero también en adolescentes y adultos jóvenes.

✚ **Citar** para la visita/control del **primer mes.**

VISITA DEL PRIMER MES
Somatometría + anamnesis + desarrollo psicomotor + reflejo rojo + información vacuna (rotavirus)

- Somatometría: peso + talla + PC + fontanela (**avisar que se cierra sobre los 18m**).
- Anamnesis estructurada (programa).
- Explorar reflejo rojo + exploración física junto a PED.
- Desarrollo psicomotor (en anamnesis).
- Recordar la prevención de la plagiocefalia gracias a medidas posturales.
- Volver a recordar vacunas no financiadas.
- Disponer en receta electrónica la vacuna elegida frente al RV si se decide administrar.

✚ **Citar** para la visita/control de los **2 meses.**

**Somatometría + anamnesis + desarrollo
psicomotor + reflejo rojo + VACUNAS**

- Somatometría: peso + talla + PC + fontanela.
- Anamnesis estructurada (programa).
- Explorar reflejo rojo + exploración física junto a PED.
- Desarrollo psicomotor (en anamnesis).
- 🖋 **VACUNAS:**
  - Hexavalente → **Hexyon**® (1ª dosis).
  - Neumococo → **Prevenar 13**® (1ª dosis).
  - Meningitis B → **Bexsero**® (1ª dosis).
  - Rotavirus → **Rotateq**® o **Rotarix**® (1ª dosis).

  * Durante al menos 10 días deberán lavarse las manos con el cambio de pañal, gran parte de la vacuna del RV se excreta por las heces y es atenuada. Aclarar que personas inmunodeprimidas no deberían cambiar pañales.

- Consejo postvac + cálculo de paracetamol e ibuprofeno en base al peso.

  * Ver capítulo de dosis.

➕ **Citar** para la visita/control de los **3 meses.**

Somatometría + anamnesis + reflejo rojo + VACUNA

- Somatometría: peso + PC + fontanela.
- Anamnesis estructurada (programa).
- Explorar reflejo rojo + exploración física junto a PED.
- 🖋 **VACUNAS:**
  - Rotavirus → **Rotateq**® o **Rotarix**® (2ª dosis).

➕ **Citar** para la visita/control de los **4 meses.**

**Somatometría + anamnesis + desarrollo
psicomotor + reflejo rojo + VACUNAS**

- Somatometría: peso + talla + PC + fontanela.
- Anamnesis estructurada (programa).
- Explorar reflejo rojo + exploración física junto a PED.
- Desarrollo psicomotor (en anamnesis).
- 🖊 **VACUNAS:**
  - Hexavalente → **Hexyon**® (2ª dosis).
  - Neumococo → **Prevenar 13**® (2ª dosis).
  - Meningitis B → **Bexsero**® (2ª dosis).
  - Meningitis C → **Neisvac**® (1ª dosis).
  - Rotavirus (si se eligió Rotateq) → **Rotateq**® (3ª dosis).

➕ **Citar** para la visita/control de los **6 meses**.

**Somatometría + anamnesis + desarrollo psicomotor
+ inicio Alimentación Complementaria**

- Somatometría: peso + talla + PC + fontanela.
- Anamnesis estructurada (programa).
- Exploración física junto a PED.
- Desarrollo psicomotor (en anamnesis).
- Inicio de alimentación complementaria (dar consejos, hoja informativa, etc.). Si LA: cambio de leche de FI por FII.
  * Ver más en el capítulo de alimentación.
- Comenzar a ofrecer vacunación antigripal.

➕ **Citar** para la visita/control de los **9 meses**.

- Somatometría: peso + talla + PC + fontanela.
- Anamnesis estructurada (programa).

  * Importante recogida de datos e información: cambios situación familiar, patrones de eliminación, si asiste a guardería o no, hábito de sueño, hábitos tóxicos familiares, identificación de los factores de riesgo social.

- Exploración física junto a PED + Test de Hirschberg + cuestionario audiológico.
- Desarrollo psicomotor (en anamnesis).

  * Signos de alarma: no se sienta solo, ausencia de manipulación, ausencia de desplazamiento autónomo, patrón de conducta repetitivo.

- Evaluación de alimentación complementaria. Recordar que aquí ya se puede dar yogur (no necesariamente) no azucarados (naturales), queso fresco, etc.

  * Ver más en el capítulo de alimentación.
  * Alimentación: LM o LA, cereales, frutas, verduras, carne, pescado, huevo, legumbres. Introducir lácteos fermentados; masticación y hábitos. DESACONSEJAR USO DE INFUSIONES.

- Promoción de salud.

  * Alimentación: apoyo de la LM, evitar la leche entera de vaca hasta los 12m. Insistir en la necesidad de masticación y en respetar signos de saciedad.
  * Higiene: baño regular, calzado adecuado. Cepillado dental con pasta de dientes con 500 ppm de flúor y cantidad similar a un guisante.
  * Prevención del tabaquismo pasivo.
  * Prevención de accidentes: seguridad en automóvil. Prevención de aspiración de cuerpos extraños, cuidado con frutos secos y caramelos. Cuidado con plantas venenosas. Cuidado con quemaduras solares (protegerlos con ropa, sombreros y protector solar de FPS alto). Cuidado con escaleras, balcones y ventanas; proteger de enchufes. Prevención de incendios del hogar. Prevención de la ingesta de tóxicos → Facilitar nº del INT: 915.62.04.20.
  * Promoción del desarrollo: aconsejar paseo diario y jugar con su hijo. Advertir de hitos del desarrollo psicomotor (mamá, papá, 3 palabras más para los 12m, etc). Desaconsejar el uso de pantallas.

✛ **Citar** para la visita/control de los **11 meses**.

VISITA DE LOS 11 MESES

Somatometría + VACUNAS + informar de próxima vacuna NF

- Somatometría: peso + PC + fontanela.
- Reforzar alimentación complementaria.
- Informar de la próxima vacuna no financiada: **Nimenrix®** (MenACWY) a los 12 meses, es decir, en la siguiente revisión. Disponer en receta electrónica en caso afirmativo.
- 🔖 **VACUNAS:**
  - Hexavalente → **Hexyon®** (3ª dosis).
  - Neumococo → **Prevenar 13®** (3ª dosis).

➕ **Citar** para la visita/control de los **12 meses**.

VISITA DE LOS 12 MESES

Somatometría + anamnesis + desarrollo psicomotor + AC + VACUNAS

- Somatometría: peso + talla + PC + fontanela.
- Anamnesis estructurada (programa).
  - * Importante recogida de datos e información: cambios situación familiar, patrones de eliminación, si asiste a guardería o no, hábito de sueño, hábitos tóxicos familiares, identificación de los factores de riesgo social.

- Exploración física junto a PED.
  - * Erupción dentaria, exploración visual (test de Hirschberg, cover test, aspecto, motilidad y reflejos oculares; exploración auditiva.

- Desarrollo psicomotor. Preguntar a los padres si algo les parece extraño.
  - * Ver capítulo 3.4 Detección de señales de alarma en el desarrollo psicomotor.

- Evaluar la continuidad de introducción de alimentos (AC). Recordar que aquí ya se puede dar leche de vaca entera, miel (no siendo necesario) y verdura de hoja verde.

- Promoción de salud.

  * Alimentación: a partir de esta edad ya puede tomar leche de vaca sin diluir (UHT), fruta y verdura a diario. Seguir apoyando LM. AC variada y equilibrada. Incluir al niño en la dieta de la familia. RETIRAR CHUPETE Y BIBERÓN.

  * Higiene: baño regular, calzado adecuado. Cepillado dental al menos 2 veces al día con pasta de dientes con 500 ppm de flúor y cantidad similar a un guisante.

  * Prevención del tabaquismo pasivo.

  * Prevención de accidentes: seguridad en automóvil. Prevención de aspiración de cuerpos extraños, cuidado con frutos secos y caramelos. Cuidado con plantas venenosas. Cuidado con quemaduras solares. Cuidado con escaleras, balcones y ventanas; proteger de enchufes. Prevención de incendios del hogar. Prevención de la ingesta de tóxicos ⊠ Facilitar nº del INT: 915.62.04.20.

  * Promoción del desarrollo: prefieren figuras de apego y rechazan a los desconocidos; al separarse pueden mostrarse ansiosos. Se han de establecer rutinas para ayudarles a regular su comportamiento (sueño, comidas, paseo, etc). Es importante estimularlos con juegos, canciones, ... Desaconsejar el uso de pantallas para su entretenimiento y mientras come.

- Nuevo cálculo de paracetamol e ibuprofeno en base al peso.

- ✎ VACUNAS:

  - SaRuPa (SRP) → **Priorix**® (1ª dosis).

  - Meningococo C (2ª dosis) // Meningococo ACWY → **Neisvac**® // **Nimenrix**®.

  - Meningococo B → **Bexsero**® (3ª dosis).

  * Efectos secundarios más comunes de Nimenrix: poco frecuentes y muy leves. La reacción más común es el enrojecimiento, dolor e hinchazón en la zona de punción, así como la posible aparición de fiebre.

✚ **Citar** para la visita/control de los **15 meses**.

Somatometría + anamnesis + desarrollo psicomotor + AC + VACUNAS

- Somatometría: peso + PC + fontanela.
- Anamnesis estructurada (programa) y exploración física junto a PED.
- 🖊 **VACUNAS:**
  - Varicela (VVZ) → **Varivax®** (1ª dosis).

➕ **Citar** para la visita/control de los **18 meses.**

Somatometría + anamnesis + desarrollo psicomotor + M-CHAT

- Somatometría: peso + talla + PC + fontanela (**valorar si ya ha cerrado**).
- Anamnesis estructurada (programa).
- Exploración física junto a PED.
- Cribado de autismo: **M-Chat.**
- Desarrollo psicomotor (en anamnesis).
  - * Caminar, subir y bajar escaleras, correr, relación con otros niños, habla, etc.

➕ **Citar** para la visita/control de los **24 meses / 2 años.**

Somatometría + anamnesis + desarrollo psicomotor + M-CHAT

- SE CAMBIA DIAGNÓSTICO: "Consulta programa de salud infantil de 2 a 5 años".
- Somatometría: peso + talla + PA + TA.
- Anamnesis estructurada (programa).

- Exploración física junto a PED.
- Cribado de autismo: **M-Chat.**
- Desarrollo psicomotor (en anamnesis).
  * Caminar, subir y bajar escaleras, correr, relación con otros niños, habla, etc.

➕ **Citar** para la visita/control de los **3 años.**

VISITA DE LOS 3 AÑOS

Somatometría + anamnesis + cribado visual y ambliopía + VACUNAS

- Somatometría: peso + talla + PA + TA.
- Anamnesis estructurada (programa).
- Exploración física junto a PED.
- Cribado de visual y ambliopía → TNO + optotipos.
  * Agudeza visual con optotipo + test de visión estereoscópica TNO (libro verde + gafas 3D; en la mariposa se verá 1 sin gafas, con gafas se ven 4; en la de los círculos 2 sin gafas, 4 con gafas. El resto son muy difíciles para 3 años).
  * Cover-test: cubrir cada ojo para valorar la tabla de Snellen adaptado a niños pequeños. Recordar valorar cuando retira la mano el estado ocular y el movimiento del ojo para evaluar/descartar un posible estrabismo (aunque los padres ya suelen acudir a consulta refiriendo un movimiento ocular anómalo, raro o angulación del globo ocular anormal).

- 🖋 **VACUNAS:**
  - Tetra-Vírica → **ProQuad®** (2ª dosis de VZZ + SRP).
  * Recordar que para poner ProQuad tiene que haber sido vacunado previamente de las primeras dosis individuales de varicela y SRP, es decir de Varivax® + MMR VaxPro® o Priorix®.
  * Recordar también que en caso de que **no haya sido vacunado frente al VVZ (menor o igual a 12 años)** el **intervalo** entre las 2 dosis a administrar no será de 4 semanas, sino que habrá que distanciarlas **unas 12 semanas.**

➕ **Citar** para la visita/control de los **4 años.**

**Somatometría + anamnesis + desarrollo psicomotor
+ c. visual y ambliopía + valorar escoliosis**

- Somatometría: peso + talla + PA + TA.
- Anamnesis estructurada (programa).
- Exploración física junto a PED.
  * Exploración de cavidad oral (n° piezas, malposición, presencia de caries).
  * Cuestionario audiológico.
  * Especial atención a pies y escoliosis.
  * Desarrollo puberal.
- Desarrollo psicomotor (en anamnesis).
  * Signos de alarma: incapacidad para desarrollar juego simbólico, hiperactividad, excesiva sociabilidad, estereotipias verbales.
- Cribado de visual y ambliopía → TNO + optotipos.
  * Avisar al PED para valorar derivación a OFT en caso de observar alteración.
  * Si no colabora citar en 1 mes nuevamente.

- Promoción de salud.
  * Alimentación variada y equilibrada: hábitos alimenticios correctos, respetando el apetito del niño y evitando los picoteos entre horas; hacer hincapié en evitar la bollería industrial y golosinas. Recordar la importancia del desayuno.
  * Derivar a la Unidad de Salud Oral de referencia (PADICAN, financiado) para revisión / valoración de alteración.

+ **Citar** para la visita/control de los **6 años**.

Somatometría + VACUNAS

- SE CAMBIA DIAGNÓSTICO: "Consulta programa de salud infantil de 6 a 14 años".
- Somatometría: peso + talla.

- Anamnesis estructurada (programa).
- Exploración física junto a PED.
- Cribado de visual y ambliopía → TNO + optotipos.
  * Cambio de optotipos al cartel de las letras (no dibujos).
- ✐ **VACUNAS:**
  · VPI/DTPa → **Tetraxim**®.
  * Revisar si ya tiene 4 dosis de polio puestas. Si ya las tiene administrar sólo **Triaxis**® (dtpa). Si tiene menos de 4 dosis de polio puestas administrar por calendario Tetraxim®.

✚ **Citar** para la visita/control de los **9 años.**

> **VISITA DE LOS 9 AÑOS**
>
> **Somatometría + anamnesis + cribado visual y ambliopía + test ADAMS**

- Somatometría: peso + talla + PA + TA.
- Anamnesis estructurada (programa).
  * Recordar que en caso de precisar **tratamiento** para la **enuresis** no se puede administrar antes de los 8 años.
- Exploración física junto a PED.
  * Evaluar/determinar **estadio puberal de Tanner.** En niñas evidenciar si hay botón mamario (suele aparecer 2 años antes de la 1ª menstruación).
- Cribado de visual → optotipos.
- Cribado escoliosis → Test de ADAMS.
  * Ver más en el capítulo de detección precoz.

✚ **Citar** para la visita/control de los **12 años.**
  * Recordar que a los 12 años se administrará la vacuna frente al VPH. Respecto a ella, se informará que actualmente solo está financiada para las niñas al cumplir los 12 años y para los **niños que cumplan 12 años a partir del 01/01/2023.** No obstante, **se tiene que recomendar como no financiada**, y se aconsejará su **administración previa a la primera relación sexual del menor.**

Somatometría + anamnesis + cribado visual y ambliopía + VACUNAS

- Somatometría: peso + talla + PA + TA.
- Anamnesis estructurada (programa).

  * En niñas: fórmula menstrual, si hay menarquia → nº días de ovulación, cada cuánto tiene menstruación, regularidad, si presenta dismenorrea, etc).

- Exploración física junto a PED.

  * Evaluar/determinar **estadio puberal de Tanner.**

- Cribado TCA → Test de Scoff.

- 🖊 **VACUNAS:**

  - MenACWY → **Nimenrix**® (3º dosis que contiene MenC; 1ª o 2ª que contiene MenACWY, según las administradas previamente NF).
  - VPH → **Gardasil9**®.
  - Varicela (VVZ) → si NO ha pasado la enfermedad o NO tiene las 2 dosis previas. En este caso se le administrará 2 dosis separadas de 4 semanas. **REGISTRAR** que NO PROCEDE si ya ha pasado la enfermedad.

✚ **Citar** para la visita/control de los **14 años.** En caso de niña, niño que haya cumplido 12 años a partir del 1/1/23 u otro grupo financiado para vacuna VPH, también citar a los 6 meses para su 2ª dosis.

Somatometría + anamnesis + EPS salud sexual + VACUNAS

Consulta muy parecida a la de los 12 años.

- Somatometría: peso + talla + PA + TA.

- Anamnesis estructurada (programa).

  * En niñas: fórmula menstrual, si hay menarquia → n° días de ovulación, cada cuánto tiene menstruación, regularidad, si presenta dismenorrea, etc).

- Exploración física junto a PED.

  * Evaluar/determinar **estadio puberal de Tanner.**

- **VACUNAS:**

  - Td → **Diftavax®** ó **Ditebooster®** (según disponibilidad del centro).

  * Valorar que tenga todas sus vacunas antes de pasar a consulta de adultos y si no, administrar las que acepte para completar calendario.

  * Recordar que en caso de que no se haya administrado la vacuna frente al VPH a los 12 años, si ya tiene 15 años o más, la pauta aumentará a 3 dosis de Gardasil 9 (0 - 2 - 6 meses). La cogeremos de la nevera del centro, aun así.

- Promoción de salud.

  * Sexual y reproductiva: autoexploración mamaria y testicular. Explicar signos de alarma (dolor, telorragia o sangrado por el pezón, asimetría testicular, bultos, inflamación peneana, etc). Educación y seguridad sexual.

  * Uso de pantallas, ejercicio físico y alimentación.

- Advertir que ya se acabaron las revisiones del programa de salud infantil y que ahora pasará a consulta de adultos.

  * Al pasar a cupo de adulto normalmente lo ponen con misma UAF que alguno de sus padres.

Se debe tener en cuenta que este capítulo está realizado de acuerdo al programa del Niño Sano del Servicio Canario de Salud. Por tanto, las recomendaciones, los pasos a seguir en cada revisión, así como las diferentes vacunas a administrar pueden variar de una comunidad a otra.

Capítulo II

Calendarios acelerados o de rescate

Primero, para realizar una planificación de vacunación de rescate hay que fijarse en la edad del usuario, así como en la edad mínima para la inoculación de la primera dosis de cada vacuna. Seguidamente, nos fijaremos en cuántas dosis lleva cada una según su edad y el intervalo mínimo entre las dosis que le correspondería. Por último, hay que tener en cuenta que se tienen que respetar intervalos mínimos entre dosis (y quizás máximos recomendables), pero se sigue la máxima de **"dosis puesta, dosis que cuenta"**, aunque haya un intervalo de 2 años entre dosis. Por lo tanto, comenzaremos por el número de dosis recomendadas de cada vacuna según la edad del usuario que propone el CAV de la AEP (actualizado a 2023). Una vez tenemos esto en mente, necesitamos saber los intervalos mínimos entre las dosis que vamos a planificar de cada vacuna. Los intervalos varían en función de 2 intervalos de edad: **4 meses - 6 años** y **7 años - ≥ 18 años**.

Financiación de las vacunas en el SCS

- **Varicela (Varivax®, Varilrix®):** nacidos a partir del 01/01/2015 para los 15m. A los 12 según calendario.
- **Neumococo (Prevenar13®):** nacidos a partir del 01/01/2015 y hasta los 5 años, tras esta edad sólo lo estará para grupos de riesgo e institucionalizados.

- **Sarampión + Rubéola + Parotiditis + Varicela (Proquad®)**: nacidos a partir del 01/07/2015.
- **Meningitis B (Bexsero®)**: nacidos a partir del 01/07/2019.
- **dtpa + VPI (Tetraxim®)**: que se vacunarán según pauta a los 2, 4 y 11 meses, o para niños que cumplan los 6 años a partir del 1/7/22.
- **VPH (Gardasil9®)**: niñas a los 12 años de edad y niños a los 12 años que los cumplan a partir del 1/1/23 (y hasta los 18 años); para HSH (hombres que mantienen relaciones sexuales con hombres) hasta los 26 años; y en mujeres que presenten una EII (enfermedad inflamatoria intestinal) y conizadas a cualquier edad.
- **Rotavirus**: prematuros nacidos a partir de las 25 semanas de edad gestacional.
- **Meningitis ACWY:**
  - **Nimenrix®**: nacidos a partir del 01/01/2007.
  - **MenQuadfi®**: vacunación de rescate para aquellos nacidos en 2004, 2005 y 2006.
- **Hexavalente – DTPa + VPI + Hib + VHB (Hexyon®)**: según calendario vigente, hasta los 7 años de edad.
- **SRP (Priorix®, MMR-VaxPro®)**: a los 12m, a los 3a ya podría ir ésta + Varivax ó usar ProQuad.
- **dtpa (Triaxis®, Boostrix®)**: Difteria, tétanos y tos ferina (en calendario para 6a).
- **Td (Diftavax®)**: Tétanos + difteria (a partir de los 14a).
- **VPI (Imovax Polio®)**: se administra FDN entre los 15 - 17 años.
- **Meningitis C (NeisVac-C®, Menjugate®)**: en calendario infantil a los 4 y 12m.
- **Gripe**: según campaña vacunal anual.

A continuación, se exponen la edad mínima para primera dosis de cada vacuna, así como cuántas dosis corresponden por edad y los intervalos mínimos entre las mismas. No obstante, ante cualquier duda que no puedas resolver con este capítulo, se recomienda consultar el capítulo de calendarios acelerados de la página web del **Comité Asesor de Vacunas – calendarios acelerados.**

VACUNA	EDAD MÍNIMA PARA LA 1ª DOSIS	EDAD		
		< 24 MESES	24 MESES - 6 AÑOS	7 - 18 AÑOS
Hepatitis B	Recién Nacido.	3	3	3
Difteria, tétanos y tosferina (DTPa)	6 semanas.	3	3 - 4	
Tétanos, difteria de baja carga antigénica / tosferina de baja carga antigénica (Td/Tdpa)	6 semanas.			3 - 5
Poliomielitis	6 semanas.	3	4	3
Haemophilus Influenzae tipo b (Hib)	6 semanas.	1 - 3	1	
Neumococo	6 semanas.	2 – 4*	1 - 2	
Rotavirus	6 semanas.	2 - 3		
Meningococo B	2 meses.	3	2	2
Meningococos C y ACWY	MenACWY (Pfizer): 6 semanas. MenACWY (Sanofi): 12 meses. MenACWY-CRM: 2 años.	1 - 2	1	1
Gripe	6 meses.	1 - 2	1 - 2	1 - 2

VACUNA	EDAD MÍNIMA PARA LA 1ª DOSIS	EDAD		
		< 24 MESES	24 MESES - 6 AÑOS	7 - 18 AÑOS
Sarampión, Rubéola y Parotiditis (SRP)	12 meses.	1	2	2
Varicela	12 meses.	1	2	2
SARS-CoV-2	6 meses.	2 - 3	2	2
Virus del Papiloma Humano (VPH)	9 años (para ambos sexos).			2 - 3

* 3 dosis en < 12 m: a los 2, 4 y 11 meses en calendario; 2 dosis entre los 12 - 23 meses; y 1 entre los 24 m - 5 años. Para mayores solo si tienen factores de riesgo.

INTERVALOS PARA USUARIOS ENTRE LOS 4 MESES - 6 AÑOS

VACUNA	INTERVALO MÍNIMO ENTRE DOSIS		
	1ª A 2ª DOSIS	2ª A 3ª DOSIS	3ª A 4ª DOSIS
Hepatitis B	8 semanas.	6 meses.	
Difteria, tétanos y tosferina (DTPa)	8 semanas.	6 meses.	6 meses.
Tétanos, difteria de baja carga antigénica/ tosferina de baja carga antigénica (Td/Tdpa)	8 semanas.	6 meses.	6 meses.
Poliomielitis	8 semanas.	6 meses.	
Haemophilus influenzae tipo b (Hib)	8 semanas.	6 meses.	
Neumococo	8 semanas.	8 semanas.	8 semanas.
Rotavirus	4 semanas.	4 semanas.	
Meningococo B	8 semanas.	Entre 4 semanas y 23 meses.*	

INTERVALOS PARA USUARIOS ENTRE LOS 4 MESES - 6 AÑOS

VACUNA	INTERVALO MÍNIMO ENTRE DOSIS		
	1ª A 2ª DOSIS	2ª A 3ª DOSIS	3ª A 4ª DOSIS
Meningococos C y ACWY	MenC: 6 meses. MenACWY (Pfizer): 2 meses.		
Gripe	4 semanas.		
Sarampión, Rubéola y Parotiditis (SRP)	4 semanas.		
Varicela	4 semanas.		
SARS-CoV-2	3 - 4 semanas.		

* **MenB** (Bexsero®): según edad de inicio de pauta:

- A los 2 meses edad: 2 dosis separadas de 8 semanas y una 3ª dosis a partir de los 12 meses de edad (mínimo 6 meses de intervalo entre la 2ª y la 3ª).

- Entre los 6 y 11 meses: las 2 dosis separadas de 8 semanas y la 3ª dosis se administrará entre los 12 y 23 meses de edad (mínimo 8 semanas de intervalo entre la 2ª y la 3ª).

- Entre los 12 - 23 meses: las 2 primeras dosis separadas de 8 semanas y la 3ª se administrará con un intervalo mínimo de la 2ª de 12 - 23 meses.

- Entre los 2 y los 50 años: se administrarán sólo 2 dosis con 4 semanas de intervalo.

INTERVALOS PARA USUARIOS ENTRE LOS 7 AÑOS - ≥ 18 AÑOS

VACUNA	INTERVALO MÍNIMO ENTRE DOSIS		
	1ª a 2ª dosis	2ª a 3ª dosis	3ª a 4ª dosis
Hepatitis B	4 semanas.	8 semanas.	
Tétanos, difteria de baja carga antigénica / tosferina de baja carga antigénica (Td/Tdpa)	4 semanas.	6 meses.	1 año.
Poliomielitis	4 semanas.	4 semanas.	

39

VACUNA	INTERVALO MÍNIMO ENTRE DOSIS		
	1ª a 2ª dosis	2ª a 3ª dosis	3ª a 4ª dosis
Haemophilus influenzae tipo b (Hib)	No para mayores de 7 años (en ficha técnica hasta los 7a).		
Neumococo	Sólo en grupos de riesgo. • No vacunado: 1 dosis VNC13 y a las 8 semanas 1 dosis frente a VNP23. • Si recibieron sólo VNP23: 1 dosis de VNC13 tras 8 semanas de la 23. • Grupos de alto riesgo: recibirán una 2ª dosis y última de VNP23 a los 5 años de la 1ª dosis.		
Meningococo B	No financiada a estas edades. Indicación individual: • 4CMenB (Bexsero®): entre los 2 y los 50 años de edad se administrarán sólo 2 dosis con 4 semanas de intervalo. • MenB-fHbp (Trumenba®): entre los 10 y los 65 años se administrarán 2 dosis con 6 meses de separación.		
Meningococo ACWY	En < 10 años: 1 dosis seguida de otra a partir de los 10 años (separación mínima entre ambas de 2 meses). ≥ 10 años: una única dosis. Está incluida en calendario sistemático entre los 11 - 13 años. En Canarias a los 12 años y de rescate financiada hasta los 18 años.		
Gripe	En ≥ 7 años está indicada en grupos de riesgo (así como a sus convivientes y contactos). En estos casos: - < 9 años: 2 dosis la primera vez, separadas de 4 semanas; y 1 dosis las próximas temporadas de vacunación antigripal. - ≥ 9 años: una única dosis por temporada.		
Sarampión, Rubéola y Parotiditis (SRP)	4 semanas.		
Varicela	4 semanas.*		
SARS-CoV-2	3 - 4 semanas.		

INTERVALOS PARA USUARIOS ENTRE LOS 7 AÑOS - ≥ 18 AÑOS

VACUNA	INTERVALO MÍNIMO ENTRE DOSIS		
	1ª a 2ª dosis	2ª a 3ª dosis	3ª a 4ª dosis
Virus del Papiloma Humano (VPH)	2 dosis separadas de 6 meses excepto en determinadas condiciones.**		

* **Varicela:** recordar que en caso de que en un usuario menor o igual a 12 años que no haya sido vacunado frente al VVZ, el intervalo entre las 2 dosis a administrar no será de 4 semanas como en el adulto, sino distanciadas unas 12 semanas.

** **VPH:** según las nuevas directrices del Ministerio de Sanidad, y tras su modificación en febrero de 2024, a las personas de 15 a 25 años de edad le corresponderán también 2 dosis separadas de 6 meses (en vez de 3 dosis como se venía haciendo). Por lo tanto:

- Niñas entre 12 – 14 años y niños que cumplan 12 años a partir de la fecha de introducción en el calendario (1/1/23) que no han recibido ninguna dosis: 2 dosis separadas de 6 meses con Gardasil-9 (VPH 9).

- Mujeres (y varones no vacunados a partir de la fecha de introducción en el calendario) entre 15 – 18 años que no ha recibido ninguna dosis: captación y vacunación con 2 dosis separadas de al menos 6 meses.

- Ante usuari@ que se encuentra en una situación de inmunosupresión (así como haber recibido cualquier tratamiento de lesión intraepitelial de alto grado de cérvix) se recomendará una pauta de 3 dosis (0, 1-2, 6 meses), independientemente de la edad de comienzo (se incluye el Síndrome WHIM, VIH y TOS o de progenitores hematopoyéticos).

- En el caso de que captemos una usuaria con pauta incompleta/parcialmente vacunada, completaremos la pauta.

A tener en cuenta...

➳ En todos los casos podremos coger la vacuna de la nevera del centro (sin ningún trámite hacia Salud Pública), excepto para las vacunas de VPI y VHB (por separado).

➳ Desde que una dosis esté administrada antes de los 18 años, tendrá financiada finalizar pauta según las premisas anteriormente expuestas.

➳ Idealmente debemos seguir las normas de financiación y administración citadas, pero al final se seguirá siempre el axioma de **"dosis puesta dosis que cuenta"**.

Para la **solicitud de vacunas fuera de norma (FDN) para usuarios entre 15 - 17 años** que por algún motivo no se vacunaron en edad pediátrica de alguna de las vacunas financiadas e indicadas aún a su edad, se puede **cumplimentar un documento** que se encuentra en la plataforma pública para **solicitar a Salud Pública** la/s dosis (se suele hacer a través del encargado de vacunas del centro en el que nos encontremos), enviándolo al **correo que aparece en dicho informe o documento**. Se suele usar para solicitar vacunas frente al VHB y VPI.

Habrá que tener cuidado qué casilla rellenamos, puesto que según la edad le corresponde al menor una u otra vacuna frente al VHB:

✚ **HBVAXPRO®** 5mcg / EngerixB 10 Junior → ambos hasta los 15 años inclusive.

✚ **HBVAXPRO®** 10 mcg / EngerixB 20 → a partir de los 16 años.

> **Caso práctico 1**
>
> *Acude MENA (menor extranjero no acompañado) acompañado de educador a primera visita con UAP asignada. Varón, 13 años.*

Primeramente, recordar que, ante protocolo actual de actuación, se realizará una **visita de acogida:** valoración por PFS, anamnesis junto a historia actual, exploración física (incidiendo en estado de hidratación en caso de que el menor proceda de un país precario o haya llegado en patera). Posteriormente, se solicitarán pruebas complementarias:

✚ **Cribado estándar** (independientemente de procedencia): hemograma, bioquímica, serología (VHA, VHB, VHC, VIH y sífilis), orina, parásitos en heces. En caso de que se trate de un menor de 1 año, también se realizará test de cribado neonatal. Existe un perfil de solicitud catalogado como perfil menor migrante.

+ **Cribado según riesgo individual/procedencia geográfica:** cribado de enfermedad celíaca, niveles de plomo en sangre, niveles de vitamina D, cribado de enfermedad de Chagas, eosinofilia. En la práctica se suele mandar, al menos, de manera también estándar la vitamina D.

Además, el pediatra deberá solicitar junto a este análisis sanguíneo un **cribado de TBC**:

+ Quantiferon Gold Plus (QFT) (sanguíneo). Si positivo/indeterminado → tratamiento con Cemidon, estudio RX tórax y derivación/seguimiento con la Unidad de Enfermedades Infecciosas. Si negativo → fin del estudio.

Una vez tenemos esto bajo control, tendremos que **iniciar pauta de vacunación de rescate**. Datos: varón, 13 años. Dispone de las siguientes vacunas financiadas: Td/Tdpa, SRP, varicela, MenACWY, SARS-CoV-2. Vacunas financiadas FDN: VHB y VPI (polio).

Se suele comenzar con las vacunas financiadas que disponemos normalmente en la nevera del centro (Td/Tdpa, SRP, varicela, MenACWY, SARS-CoV-2). Una vez veamos que el usuario y sus educadores son cumplidores, seguiremos con las FDH (solicitándolas a Salud Pública). Otro aspecto importante es que se intentan poner el mayor número de dosis en cada visita.

Primero establecemos un "esquema" de qué vacunas le vamos a poner, en este caso:

VACUNA	DOSIS	INTERVALO
Tdpa / Td	4 - 5	0 - 1 - 6 - 12 meses.
SRP	2	0 - 1 meses.
Varicela	2	0 - 1 meses.
MenACWY	1	1 dosis única.
SARS - CoV - 2	2 (primovacunación)	0 - 1 meses.
VHB	3	0 - al mes siguiente - a los 2 meses siguientes de la 2ª.
VPI	3	0 - al mes siguiente - a los 2 meses siguientes de la 2ª.

Seguidamente trazamos un plan de citación y de las visitas, por ejemplo:

Primer día	Tdpa + SRP + Varicela + MenACWY.
Al mes	Td + SRP + Varicela + SARS-CoV-2.
A los 2 meses	VHB + VPI + SARS-CoV-2.
A los 3 meses	VHB + VPI.
A los 5 meses	VHB + VPI.
A los 7 meses	Td.
A los 12 meses	Td.

A tener en cuenta:

- ↝ La primera dosis de Td se recomienda que sea Tdpa, es decir, que tenga al menos una dosis en la vida frente a la tosferina. Las demás ya pueden ser únicamente Td.
- ↝ La primera dosis de las vacunas frente a SRP y varicela deben administrarse individualmente, por separado. De cara a la segunda dosis se podría administrar ProQuad, por ejemplo, para que sean 2 en 1 (hay que tener en cuenta que su uso queda limitado hasta los 13 años por no haber estudios a partir de esa edad).
- ↝ Previa cita prevista para administrar vacunas frente al VHB y VPI nos pondremos una cita virtual 1 semana antes para solicitar dichas vacunas a Salud Pública.

CASO PRÁCTICO 2

Acude menor extranjero acompañado de su madre a primera consulta tras comenzar a vivir en la zona. Aporta cartilla de vacunación procedente de Latinoamérica. Niña de 13 años, sin patologías de riesgo, nacida en el 2012. Tras destripar dicha cartilla:

- ✚ Vacuna frente a la TBC (BCG): 1 dosis.
- ✚ VHB: 4 dosis.
- ✚ Pentavalente (DTP - Hib - VHB): 4 dosis.
- ✚ SRP: 2 dosis.
- ✚ Fiebre amarilla: 1 dosis.
- ✚ "Doble Viral" (Sarampión y Rubéola): 3 dosis.
- ✚ "Vero Cell" (vacuna frente al COVID19): 4 dosis.

Vacunas que le podemos administrar según calendario y financiación:

VACUNA	DOSIS	INTERVALO
VPI	3 dosis.	0 - al mes siguiente - a los 2 meses siguientes de la 2ª.
Comirnaty 30 mcg	2 dosis.	0 - 21 días.
VPH	2 dosis.	0 - 6 meses.
Varicela	2 dosis.	0 - 1 meses.
MenACWY	1 dosis.	
Td	1 dosis.	

Planificación:

Primer día	VPH + Varicela + Td.
Al mes	Varicela + MenACWY.
A los 2 meses	Covid19 + VPI.
A los 3 meses	Covid19 + VPI.
A los 5 meses	VPI.
A los 6 meses	VPH.

* Habrá que tener en cuenta, además de las dosis administradas en otro país, a qué edad fueron administradas y qué vacunas.

Capítulo III

Detección precoz de problemas en la infancia y prevención de enfermedades

3.1 Cribado de enfermedades endocrino-metabólicas congénitas

👣 **Prueba del talón:** Se toma una muestra de sangre del talón del recién nacido para detectar la presencia de una posible enfermedad metabólica, que pueda afectar al desarrollo cerebral o a órganos (hígado, pulmones o corazón). La prueba aborda el cribado de las siguientes enfermedades (28; el número varía entre las diferentes CCAA).

Hipotiroidismo.	Enfermedad con orina olor de jarabe de arce.
Fenilcetonuria.	Homocistinuria.
MCAAD (deficiencia de Acil - CoA deshidrogenasa de cadena media).	Inmunodeficiencia Combinada Grave.
VLCADD (Deficiencia Acil - CoA deshidrogenasa de cadena muy larga).	Atrofia Muscular Espinal.
LCHADD (Deficiencia de 3-hidroxiacil-CoA deshidrogenasa de cadena larga).	Tirosinemia.
Acidemia glutárica tipo 1.	Acidemia propiónica.
Fibrosis quística.	Acidemia metilmalónica.
Anemia de células falciformes.	Déficit de Transportador de Carnitina.

Déficit de BIOTINIDASA.	Hiperplasia Suprarrenal Congénita.
Deficiencia múltiple de carboxilasas (MCD).	Citrulinemia.
Acidemia Isovalérca (IVA).	Deficiencia de 3-hidroxi-3-metilgluta-ril-CoA liasa (HMG).
Deficiencia de Beta – Cetotiolasa (BKT).	Deficiencia de proteína trifuncional mitocondrial (TFP).
Deficiencia de carnitina Palmitoil-transferasa 1 (CPT-1).	Deficiencia de carnitina palmitoil-transferasa 2 (CPT-2).
Deficiencia de Carnitina – Acilcarni-tina translocasa (CACT).	Deficiencia múltiple de Acil-CoA deshidrogenasa (MADD).

* Programa de cribado neonatal (PCN) de Canarias.

Normalmente esta técnica, se suele realizar en medio hospitalario. Sin embargo, hay excepciones, que requieren de una segunda muestra:

- **Resultado alterado en primera muestra** → lo antes posible.
- **Muestra insuficiente o no apta** → lo antes posible.
- **Alta precoz (< 24h) si no se la realizaron** → a los 2-3 días de vida.
- **Prematuro (32-37 semanas de gestación)** → a los 21 días de vida.
- **Grandes prematuros (< 32 semanas G.)** → a los 15 días de vida + 6 sem + 10 sem.
- **Bajo peso al nacer (< 1,5 kg)** → a los 5 días de vida + 6 semanas + 10 semanas.
- **Gemelos del mismo sexo** → a los 15 días de vida.
- **Si ingresa en la UCI** → a los 15 días de vida.
- **Si precisó una transfusión** → 3 días + 3 meses de la transfusión.
- **Si precisó exanguinotransfusión** → 3 días + 1 mes + 3 meses de la transfusión.
- **Si precisó nutrición parenteral** → 72h desde finalización de la NPT.

Para realizar la técnica:

1. Se coloca al bebé en posición horizontal.
2. Estimular la zona con un ligero masaje, evitando la fricción.
3. Desinfectar la zona con clorhexidina o alcohol 70°. Posteriormente secar con una gasa estéril para evitar contaminación.
4. Punción con lanceta en la parte lateral del talón. NUNCA EN EL TALÓN.
5. Dejar que se forme una gota de sangre que se retirará con una gasa. Impregnar el interior de los círculos, asegurando que se traspase. Se recomienda recoger de una sola vez.

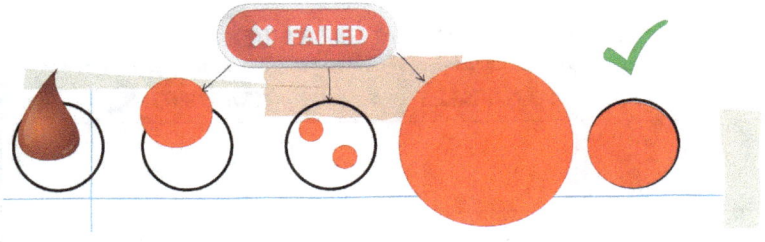

6. Dejar secar al aire en posición horizontal durante 1,5 - 3 h. Alejar de la luz directa o el calor (La sangre seca tendrá un color marrón oscuro).
7. Se deberá firmar el consentimiento informado,

En un sobre pequeño se deberá añadir por fuera el nombre y apellidos del RN, la fecha de nacimiento, fecha de realización de la prueba. Este sobre será guardado en la nevera destinada a este fin de cada centro de trabajo. No siendo necesaria su refrigeración para el transporte.

Se debe enviar antes de las 24h al laboratorio y recordar a los padres que los resultados llegarán a casa. Si este es positivo no significa que existe enfermedad. Se necesitarán más pruebas complementarias.

3.2 Cribado de prevención de alteraciones bucodentales (PADICAN)

Medidas dietéticas:

- Aconsejar hábitos alimentarios saludables.
- Promover la lactancia materna.
- Desaconsejar endulzar el chupete.
- Informar sobre los alimentos ricos en azúcares refinados (refrescos, zumos, dulces...), recalcando la importancia de reducir la ingesta.

ACTITUD ANTE TRAUMATISMOS BUCODENTALES

	TEMPORALES	PERMANENTES
Fracturado o luxado	Acudir al dentista.	
Avulsión	No reimplantar.	Sujetar por la corona y reimplantar. Si está sucio lavarlo con H2O o SF antes. Si no se puede reimplantar, conservar en leche, SF o H2O o transportarlo bajo la lengua de un adulto.
Lesiones de mucosa o labios	Valorar sutura, antibióticos. Evaluar calendario vacunal.	
Desplazado		Reposicionar en su lugar con delicadeza.

* En todos los casos se debe acudir al dentista rápidamente.

HIGIENE BUCODENTAL POR GRUPOS DE EDAD

	6 MESES-2 AÑOS	2-6 AÑOS	6-14 AÑOS
Exploración	1º Pieza antes 15 m. Vigilar dientes neonatales, malformaciones…	Vigilar dentición, caries, maloclusiones y traumatismos.	Vigilar caries, flemones, sarro, diastemas, frenillo, mordida cruzada.
Cepillo **	Cabezal pequeño, mango largo, fibras de nailon o sintéticas, extremos redondeados, dureza media o blanda, y 2 - 3 filas de cerdas.**		
Flúor ***	Agua sola o pasta sin flúor. Máx. 250 ppm.	500 ppm.	1000 - 1450 ppm.
Colutorio	No recomendado.		Fluoruro sódico al 0.05 % con 10 ml de colutorio. Fluoruro sódico al 0.2 % 1 vez/sem.
Recomendaciones	Padres: cepillar los dientes (por el mismo lado) al menos 2 veces al día.	Cepillado delante de los padres. Evitar el chupete.	

** Se recomienda cambiar el cepillo cada 3 - 4 meses o si está deteriorado. Antes de la erupción de los dientes se puede utilizar una gasa humedecida sobre las encías. >10 años puede utilizar el cepillo de adulto.

*** Nivel máximo de flúor en Europa= 1500 ppm. Dosis tóxica = 5 mg/kg.

3.3 Cribado de alteraciones visuales

Al nacimiento el sistema óptico es muy inmaduro, siendo su agudeza visual < 1,0 logMAR (o 6/60 Snellen), que madura hasta un promedio de 0,3 logMAR (6/12 Snellen) hacia los 24 meses y a los 5 - 6 años se aproxima al adulto.

RN hasta los 6 meses:
Reflejo rojo retiniano o test de Brückner a través de un oftalmoscopio cerca del ojo del sanitario y enfocando a una distancia de 50-100cm. Se dirige la luz al puente nasal para ver los dos ojos a la vez (se busca la dilatación de la pupila). El reflejo rojo debe ser redondo, brillante, de color rojizo-amarillo (o gris pálido si piel oscura) y simétrico en color, intensidad y claridad.
Finalidad: detectar una posible catarata congénita o un retinoblastoma.

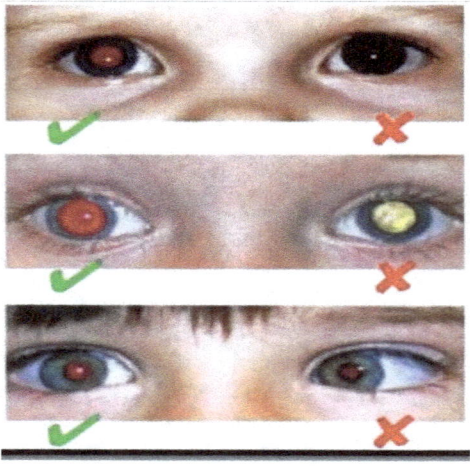

Reflejo rojo retiniano
Test de Bruckner.

+ **1º mes** → Observa la cara de su madre. Mira objetos cercanos.
+ **2º mes** → Sigue a una persona/objeto que se mueve.
+ **3º mes** → Mira el objeto de su mano. Fija-converge-enfoca.
+ **4º mes** → Sonríe al espejo.
+ **5º mes** → Distingue a extraños.
+ **>7 meses** → Toca su imagen en el espejo.
+ **> 9 meses** → Curiosidad.

En niños de 3 - 5 años:
Se persigue la posible presencia de una ambliopía y factores de riesgos ambliogénicos.

+ **Estrabismo y forias:** Prueba de Hirschberg (reflejo luminoso corneal procedente de una luz a unos 40 cm del ojo), prueba de tapar-destapar (cover-test).
+ **Visión estereoscópica o estereopsis:** (Gafas en 3D).
+ **Optotipos:** Entre los 3 y 5 años la distancia preferible es de 1,5 a 4 metros.

De 5 a 14 años:
Detectar la disminución de la agudeza visual.
A partir de los 6 años puede utilizarse una distancia de 3 a 6 metros. Se suele usar optotipo de E volteada de Snellen. No es necesario que lea todas las líneas se aconseja empezar con la denominada "línea crítica" (niñ@ emétrope puede identificar más de la mitad de los símbolos o letras, de acuerdo a su edad).

3.4 Etapas del desarrollo psicomotor

Para detectar alteraciones en el desarrollo psicomotor del infante, tener en cuenta:

EDAD	PROGRESO	SIGNOS DE ALARMA
RN- 1º mes	Flexión de miembros. Mirar luz y sonidos.	No succión en los primeros 3 días.
2 meses	Prono: Levanta la cabeza 45º. Sonrisa social.	Falta de sonrisa. Irritabilidad permanente.
3 meses	Sostén cefálico.	No fija la mirada. Asimetría en el movimiento de manos o pies.
4 meses	Pedorretas, carcajadas, grita, juega con sonajero, coge objetos - boca.	Pasividad excesiva.
6 meses	Sedestación con apoyo, Gira de supino a prono. Monosílabas. Pinza dígito - palmar, Objetos de una mano a otra.	Persiste el reflejo de Moro.
9 meses	Sedestación solo, de pie agarrado. Dice "papá" o "mamá", entiende "adiós", "no". Da palmitas. Pinza índice-pulgar. Gatea hacia atrás.	No desplazamiento autónomo ni volteo, no se sienta solo. No pinza. No balbuceo.
12 meses	De pie y camina solo o de una mano. 2-3 palabras con significado. Da un beso. Come solo y bebe en vaso.	Persistencia de objetos a la boca. No pinza digital. No silabea.
15 meses	Sube escaleras. 3 - 6 palabras. Entiende órdenes simples, imita tareas, señala partes de su cuerpo. Hace garabatos.	Pasa constantemente de una tarea a otra.

EDAD	PROGRESO	SIGNOS DE ALARMA
18 meses	Sube y baja escaleras con ayuda. 10 - 15 palabras. Patada al balón. Maneja la cuchara. Torre de 3-4 cubos.	No camina. No palabras con significado.
2 años	Sube y baja escaleras solo. Corre. Usa palabras - frases. Desenrosca, pasa hojas, se lava las manos. Imita línea horizontal y vertical. Torre 5 - 6 cubos.	No juego simbólico. Hiperactividad. Excesiva sociabilidad. Estereotipias verbales. Falta de compresión.
4 años	Salta sobre un pie. 2000 palabras / frases de 10 palabras. Pregunta por qué. Dibuja personas con 3 partes, imita cuadrado, cruz, círculo. Se viste. Torre de 9 cubos.	No sepa coger un lápiz. No salte. No dibuje.

3.5 Test de Adams para valorar la escoliosis

Se realiza para valorar la asimetría del tronco desde detrás con el niño flexionado hacia delante.

Es **positivo** cuando el torso no está completamente paralelo al suelo, sino que presenta una deformidad lumbar o giba a nivel dorsal. Por tanto, significa una posible **escoliosis**.

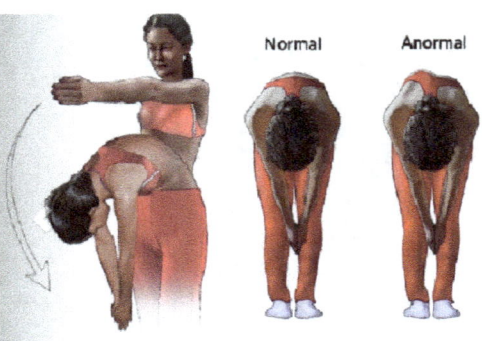

Normal   Anormal

Test de Adams, una prueba oportuna para detectar la escoliosis.

La escoliosis es una deformidad del esqueleto axial en el plano anteroposterior. Incluye deformidad tridimensional con rotación vertebral y puede acompañarse de alteraciones en el plano sagital. Para que se considere escoliosis debe tener más de 10° de angulación.

Es más frecuente en niñas que en niños y presenta una prevalencia del 2 % de la población.

Un correcto abordaje reduce los costes económicos del diagnóstico y del tratamiento, además de reducir la sobreexposición radiológica.

3.6 Cribado de trastornos alimentarios

Suelen estar asociados a trastornos mentales multifactoriales, graves y frecuentes. Pueden ocasionar problemas en la salud física, psicosocial e incluso tener un gran impacto a lo largo de sus vidas. Actualmente, se pueden identificar 6 TCA:

∞ **Anorexia.**
∞ **Bulimia nerviosa.**
∞ **Trastorno por atracón.**
∞ **Trastorno por evitación-restricción de la ingesta de alimentos.**

- PICA.
- Trastorno de rumiación.

Clínica

Anorexia: disminución o restricción en la ingesta alimentaria, acompañada de una percepción distorsionada de la imagen corporal, con el consecuente miedo a engordar. Se distinguen dos tipos: restrictivo (sin atracones ni purgas) y purgativo (con atracones y/o conductas purgativas).

Bulimia nerviosa: atracones de comida con posterior conducta compensatoria (vómitos autoprovocados, ejercicio intenso, laxantes, diuréticos...), junto a alteraciones emocionales con relación a la evaluación de la imagen corporal.

Trastornos por atracón: en el paciente pediátrico se introdujeron por primera vez en 1994 en el DSM-IV como: TCA del lactante y el niño, posteriormente en el DSM-5, como ARFID o TERIA.

Aunque, actualmente se ha aceptado la **clasificación de Chatoor** con 6 tipos de TCA:

1. Alteración del estado de regulación.
2. Reciprocidad inadecuada (vínculo madre-hijo).
3. Anorexia infantil.
4. Aversión alimentaria sensorial.
5. Alteración asociada a patología orgánica.
6. Alteración postraumática.

Por otro lado, **Kerzner** establece 3 categorías:
- Niños con poco apetito.
- Niños con ingesta selectiva.
- Niños con miedo a comer.

57

PICA: ingesta de sustancias no nutritivas. Más frecuente en pacientes con discapacidades del desarrollo, en ocasiones, con deficiencias nutricionales (hierro, zinc).

Trastorno de rumiación: es tanto un trastorno de la conducta alimentaria como un trastorno funcional gastroduodenal. Se caracteriza porque la comida se regurgita y pasa a la boca, se mastica y se vuelve a expulsar.

> La Atención Primaria cumple un papel fundamental en la detección de los trastornos de conducta alimentaria. Un retraso en su diagnóstico puede significar un incremento de la morbilidad y peor pronóstico.

Signos y síntomas de detección

- **Restricción alimentaria:** saltarse comidas, ayunos, disminuir raciones, evitar alimentos "que engordan", comer solo alimentos dietéticos, hipocalóricos...
- **Adelgazamiento.**
- **Cambios en hábitos alimentarios:** prolongar el tiempo para realizar comidas, rituales ("marear" alimentos, jugar con ellos, quitarles la grasa, trocearlos, esparcirlos, esconderlos bajo el plato o servilleta, tirarlos, elevada ingesta de agua).
- **Síntomas y signos físicos de malnutrición:** alopecia, sensación de frialdad, mareos, alteraciones menstruales, amenorrea; atracones; vómitos autoprovocados; uso de laxantes; ejercicio físico con exageración, hiperactividad; preocupación excesiva por la engordar; distorsión de la imagen corporal, irritabilidad, inestabilidad emocional...

Sospechas

- Adolescentes con bajo IMC según percentiles.

- Consultas frecuentes sobre problemas de sobrepeso cuando no lo tienen.
- Oscilaciones importantes en el peso.
- Pacientes con sobrepeso u obesidad con alimentación emocional.
- Trastornos menstruales o amenorrea.
- Signos físicos de inducción al vómito o problemas gastrointestinales.
- Desarrollo del crecimiento retardado o estancado.
- Exceso de ejercicio físico.

Ante cualquier sospecha, se aconseja la utilización de instrumentos de cribado como:

+ **The Eating Attitudes Test.**
+ **EAT-26.**
+ **Eating Disorders Inventory (EDI).**
+ **Short Evaluation of Eating Disorders (SEED).**
+ **SCOFF Questionnaire (Sick, Control, One, Fat, Food questionnaire).**

Además, se recomienda la realización de las siguientes pruebas:

- Medidas antropométricas: Talla, peso, IMC.
- Analítica de sangre y orina.
- Electrocardiograma.
- Densitometría ósea, TAC cerebral y composición corporal por bioimpedancia eléctrica.

Signos y síntomas para derivación

+ Pérdida de peso con IMC < 16 kg/m2 (según tablas percentiladas) o pérdida de peso > 10-25% no justificada.
+ Pérdida ponderal > 1kg/semana.
+ Amenorrea > 3 meses.

- Episodios bulímicos regulares, conductas de atracón alimentario y/o conductas purgativas persistentes.
- Sintomatología psiquiátrica: ansiedad, depresión, trastorno de la personalidad, etc.
- ECG alterado con QT > 450ms, ritmo anormal o disritmia ventricular.
- Analítica de sangre alterada: Déficit de K, Mg o P, baja albúmina sérica.
- Tendencia al frío (Temperatura <36ºC).
- Azotemia.

Tratamiento

Según las últimas actualizaciones se aconseja las terapias psico-conductuales. Si presenta síntomas graves o sin mejora ambulatoria, con una atención menos restrictiva, pueden ser tratadas en un programa hospitalario especializado parcial (Hospital de día) o completo en unidad de corta estancia.

Prevención

Es importante realizar una buena educación para la salud con el objetivo de modificar actitudes, conductas y ampliar conocimientos sobre los TCA.

 Algunos programas interesantes con buenos resultados son: *The Body Project, Sorority Body Image Program, Student Bodies* o el currículo manualizado *ZARIMA y el DITCA* en España.

Capítulo IV

Alimentación

4.1 Lactancia Materna

🐵 La leche materna es el alimento idóneo para el crecimiento y desarrollo del RN: se recomienda **LM exclusiva y a demanda para < 6 meses**. A partir de aquí hasta los 2 años se puede complementar con otros alimentos. Tener en cuenta que se puede extender más allá de los 6 meses. Aportando ventajas psicológicas (mejora la relación madre-bebe), digestivas y nutritivas (alimento óptimo), higiénicas, antiinfecciosas y antialérgicas.

Durante las últimas semanas del embarazo y el periodo de lactancia, su composición varía.

CALOSTRO	TRANSICIÓN	DEFINITIVA
Solo proteínas (IgA), minerales, vitaminas liposolubles. Aparece tras el parto. Dura 4 - 5 días. Color amarillo y fluido.	Aparece entre el 6º - 10º día. Presenta grasa + lactosa.	>líquida. < Proteínas y > grasa y carbohidratos. Vitaminas hidrosolubles.

Se puede saber si la lactancia materna es eficaz debido a que:

- Tras la 1º semana → RN gana 150-250 gr/semana.
- Durante los 6 primeros meses → 30 gr/día.
- Desde los 6 hasta los 12 meses → 15 gr/día.

Asimismo, se recomienda que la madre realice una ingesta adicional 500 Kcal/día, beber 1L de leche y 2 - 3 litros de agua.

Además, se puede aplicar la **escala LATCH** para evaluar la eficacia de la LM. La puntuación va de 0-10, donde 10 correspondería a una situación muy favorable y 0 sería una situación muy desfavorable, que requiere mayor atención por parte de los profesionales.

	0	1	2
Coger	Demasiado dormido No se coge al pecho.	Repetidos intentos de colocarse. Mantiene el pezón en la boca. Succiona.	Agarra el pecho. Labios ajustados. Lengua debajo. Succión rítmica.
Deglución audible	Ninguna.	Un poco si se estimula.	Espontáneo e intermitente si < 24 h. Espontáneo y frecuente si >24 h.
Tipo de pezón	Invertidos.	Planos.	Evertido tras estimulación.
Comodidad/ Confort	Mamas ingurgitadas, grietas, dolor severo.	Mamas llenas, pezón lesionado, daño medio.	Mamas blandas. No hay dolor.
Mantener colocado al pecho	Ayuda total (el personal mantiene colocado al bebe al pecho).	Mínima ayuda. Si se le enseña de un lado, la madre lo coloca al otro. El personal lo coloca y luego la madre sigue.	No necesita ayuda. La madre es capaz de mantener al niño colocado.

Guía de Práctica Clínica sobre lactancia materna. Ministerio de Sanidad, Servicios Sociales e Igualdad; Agencia de Evaluación de Tecnologías Sanitarias del País Vasco-OSTEBA, 2017. Guías de Práctica Clínica en el SNS.

Aunque, la Escala LATCH se ha establecido como herramienta validada en la valoración de la lactancia, existen otros métodos que pueden ayudar a lograr este objetivo como:
- Breastfeeding Self-Efficacy Scale-Short Form (BSES-SF).
- IBFAT.

- Mathews.
- Mother Baby Assessment Tool (MBA).
- Mother breastfeeding checklist (UNICEF).

> **CONTRAINDICACIONES**
> Infección VIH y HRLV-1, consumo de fármacos (Fenindiona, isótopos radiactivos, estatinas…) y drogas (excepto metadona).

Tener en cuenta el **modo de conservación:**
- A temperatura ambiente: 4 horas.
- En la nevera: 5 - 8 días.
- Congelador: 3 - 4 meses.

4.2 Lactancia artificial

Existen algunas madres que deciden alimentar con leche artificial. Por ello, hay que tener en cuenta que existen diferentes tipos de acuerdo a la edad:

INICIO O TIPO I	CONTINUACIÓN O TIPO II	CRECIMIENTO O TIPO III*	ESPECIALES
<6 meses.	>6 meses. +Proteínas, grasa y hierro.	12 meses hasta los 3 años. Transición de fórmula adaptada a leche de vaca.	Modificadas para casos concretos (alergias).

Para su preparación se debe realizar un lavado de manos previo, hervir el material (biberón, tetinas…), preparar 30cc de agua, un cacito raso de leche en polvo y calentar antes de la toma al baño maría.

* No están reguladas por la normativa europea.

Recomendaciones
- Cada 3 - 4 horas.
- No forzar la ingesta.

- Se debe evitar el uso de microondas, ya que no calienta la leche de manera uniforme.

4.3 Alimentación complementaria

🖐 A la hora de introducir los alimentos, existen diferentes formas según la organización que lo recomiende. Entre las más aceptadas se encuentra:
- Evitar distracciones durante la comida. Debe estar sentado.
- Introducir alimentos **de uno en uno**. Dejar un **intervalo de al menos 3-4 días.**
- Ofrecer **alimentos triturados** con cuchara y en vaso.
- No forzar la ingesta.
- Hasta el 1º año: evitar la miel hasta el año, por toxina botulínica. Evitar verduras de hojas verdes.
- **Asegurar 500 ml/ día de leche.** Si lactante < 1 año deben **recibir suplementos de 400 UI /día de vitamina D.**
- Aportar alimentos ricos en hierro y zinc.
- Dar **1º carnes magras** (*pollo, pavo, ternera*) y pescado blanco.
- **Hasta los 3 años**: Evitar atún rojo, cazón, tintorera, pez espada, lucio y panga. Aunque diversas guías recomiendan evitar su ingesta hasta los 10 años por su alto contenido en mercurio.

☆ Baby-Led Weaning (BLW) se recomienda en:
- Mayores de 6 meses.
- Postura de sedestación con apoyo.
- Desaparición reflejo de extrusión.
- Capaz de coger comida con la mano y llevársela a la boca.
- Muestra interés por la comida.

Se debe tener en cuenta que al principio se debe dar la comida en "palitos" o "finger-food".

4.4 Alimentación vegetariana, ovo-lácteo vegetariana o vegana

☑ **Evidencia actual (2019 - 2021):** La Academia Americana de Nutrición y Dietética considera que estas dietas, bien planeadas, son adecuadas para todas las etapas del ciclo vital, incluida la infancia y adolescencia. La Sociedad Europea de Gastroenterología, Hepatología y Nutrición Pediátrica (ESPGHAN) refiere que se ha de garantizar una ingesta adecuada de nutrientes, ya que las consecuencias de no recibir la suplementación necesaria pueden ser graves. Los estudios muestran que el crecimiento y desarrollo pediátrico con esta dieta está dentro del rango normal, aunque existe una tendencia a presentar menor índice de masa corporal. **La no planificación de la misma** (como cualquier otro tipo de alimentación desequilibrada) puede tener **consecuencias** negativas sobre la **salud y crecimiento.**

Características de las dietas vegetarianas.
↑ **Ricas en** fibra, magnesio, hierro férrico, ácido fólico, vitaminas C y E, AG poliinsaturados n-6 (omega 6), carotenoides, flavonoides, y otros fitoquímicos y antioxidantes.
↓ **Más bajas** en grasa total, AG poliinsaturados n-3 (omega 3), colesterol, yodo, zinc, hierro ferroso y Vit B12 y D.

Recomendaciones sobre la alimentación vegetariana o vegana.
Embarazo (y evidencia): Mayor riesgo de sufrir deficiencias nutricionales, pero si se garantiza una ingesta suficiente de

todos los nutrientes, los resultados del embarazo son similares a los del resto (peso al nacer, riesgo de prematuridad, etc.).

INTERVENCIÓN NUTRICIONAL		
B12	Mediante suplemento a base de cianocobalamina.	4,5 µg al día.
Omega-3 DHA + EPA	Suplemento a base de microalgas / 1 puñado de nueces / 1 cucharada de semillas de lino o chía (trituradas o hidratadas para que no actúen como fibra).	1,1 - 1,6 g al día = 250 mg DHA ó 500 - 800 mg DHA + EPA.

Debemos recalcar la necesidad de suplementación derivada de microalgas, debido a que la capacidad de conversión a DHA + EPA ingiriendo únicamente ALA dietético es insuficiente; el embarazo supone mayor requerimiento.

Lactantes: primeramente, aclarar que la leche materna de forma exclusiva y hasta los 6 meses, es la forma de alimentación ideal para lactantes veganos y/o vegetarianos. Es importante que las madres sigan con la **suplementación B12.** Las lactantes tienen 2 opciones a la hora de ingerir B12, semanal o diaria; sin embargo, durante la lactancia, y según las últimas recomendaciones, se establece sólo la suplementación diaria, y no dan opción a la dosis semanal, por proporcionar un aporte regular y constante para el bebé.

Cuando el amamantamiento no sea posible o la madre rechace la LM, las familias veganas pueden utilizar fórmulas infantiles a base de purificados de soja. Advertir que el uso de bebidas vegetales no adaptadas y, en ocasiones, mezcladas con zumos o jugos de frutas y verduras, ha producido casos de desnutrición grave, alteraciones neurológicas e incluso fallecimiento. Por otro lado, existe riesgo de que el bebé tenga **alergia a la proteína de soja.** En este caso, ofreceremos la posibilidad de bebidas preparadas para lactantes a base de aislados de proteína de arroz hidrolizado (en el caso de los veganos). Nunca dar bebidas vegetales (sino de fórmula adaptada) de soja, almendras, avena o arroz, en ningún caso, a niños < 1 año.

Yodo: requerimiento de **200 mcg/día.** Esta indicación se puede solventar con 1 cucharadita de sal yodada (que contiene aproximadamente 150 mcg) o mediante suplementación a base de algas marinas, las cuales aportan directamente los 200 mcg de yodo por comprimido en mayores de 1 año (valorar cantidad si está con fórmula).

Vitamina D: La LM no es una fuente suficiente de vitamina D para los bebés, ya sea que la madre sea omnívora o vegetariana. Para los niños <1 año, la dosis diaria de mantenimiento recomendada es de 400 UI (ya estén con LM o fórmula enriquecida). Esta dosis se administrará tanto en aquellos niños prematuros < 1 año de edad corregida, como en lactantes < 1 año hasta que ingieran al menos 1 litro diario de fórmula enriquecida con vitamina D o fortificada. Posteriormente, a partir de 1 año se administrarán 600 UI/día.

Únicamente se utilizará una dosis elevada en aquellos pacientes con problemas de cumplimiento diario, y bajo supervisión sanitaria: en este caso, la dosis será:

+ **<1 año:** 25.000 UI c/8 semanas.
+ **Entre 1-12 años:** 25.000 UI c/6 semanas.
+ **En adolescentes:** Se recomienda la exposición solar sin protección en cara, brazos, y manos durante 10 - 15 minutos/día.

Se monitorizarán los niveles séricos de calcidiol (25-hidroxicolecalciferol), aceptando un punto de corte de la normalidad en 30 ng/ml. Una concentración < 10 - 12 ng/ml serán inadecuadas y se asocian a un aumento del riesgo de raquitismo en niños; asimismo, los niveles séricos de calcitonina > 50 ng/ml se asocian a efectos adversos y toxicidad.

En la suplementación debemos fijarnos que ésta esté en forma de colecalciferol (D3), extraída a través de líquenes, plantas o setas (vegetal). En caso de no encontrar ningún preparado aceptable y adaptable a la población pediátrica (por cantidades), se puede suplementar con ergocalciferol (D2). Tanto la D3 como la D2 se metabolizan igual en el hígado, en calcidiol (para posteriormente metabolizar su forma activa o calcitriol, 1,25-dihidroxicolecalciferol), ya que su fórmula química sólo difiere en un carbono, y que la encontramos en vegetales (principalmente hongos expuestos a rayos UVB); la única diferencia radica en que, según los últimos estudios, con la ingesta de vitamina D2, los niveles séricos decrecen más rápidamente, ya que es menos estable.

Administración: se recomienda administrar con bebé incorporado e introducir lentamente hacia un lateral de la boca. Evitar hacerlo cuando tose o llora. No se recomienda mezclar con biberón o papilla, dado que no se sabrá ciertamente si ha llegado a tomar toda la cantidad. Dado que se trata de una vitamina liposoluble, sí se recomienda una toma tras su ingesta para mejorar la absorción. El bote de suplementación se debe conservar en un lugar fresco, seco, y protegido de la luz por riesgo de oxidación.

Alimentación complementaria: Se introducirá a la misma edad que a todos los lactantes. Las bases de la misma son frutas, verduras y hortalizas, legumbres, frutos secos, cereales (utilizar técnicas como fermentación, remojo y cocción, para reducir los fitatos y aportar alimentos ricos en vitamina C para favorecer la absorción de hierro y zinc). En el caso de que la familia sea ovolactovegetariana, también el huevo y los yogures.

Legumbres, frutos secos y derivados de la soja (tofu) → sustitutos de la carne y pescado. Se ofrecen > 6 meses de edad, se pueden tomar en forma de cremas, como a base de legumbres (hummus), de sésamo (tahini) o de almendras. Se deben evitar las espinacas, acelgas, borraja, rúcula y otras verduras de hoja verde antes del año de vida debido a su alto contenido en nitratos. A los purés se les puede añadir aceite de oliva y de lino.

 Recordar que, a partir del año, las dosis de suplementación de vitamina D y B12 aumentan.

Niños > 3 años; preescolares, escolares y adolescentes: Comidas frecuentes y tentempiés entre horas para alcanzar un aporte calórico adecuado. Las frutas y verduras han de estar presentes en todas las comidas. Se recomienda tomar 3 - 4 raciones al día de alimentos proteicos (legumbres, derivados de soja, frutos secos, seitán; si ovolactovegetarianos también lácteos o huevos). Se podrá añadir alguna ración de cereales integrales o tubérculos. Para aliñar aceite de oliva o girasol alto oleico. Han de tomar alimentos ricos en ácido linolénico y, con moderación sal yodada.

Ejemplos de suplementación (fabricante, composición y precio).
Omega-3. Ej: Ovega3 Life, Dr. Rath Omega 3 Vegan, Puro Omega, Nutilab, etc. Todos son obtenidos a partir de la microalga Schizochytrium. Valorar aporte de DHA y EPA (en etiquetado).
Yodo. Ej: Dima Norwegian Alghe Marine (Solgar, 250 comprimidos de 200 mcg de yodo).
Vitamina D3. La suplementación con Vitamina D3 en formato vegana NO está financiada.

Ejemplos D3:

MARCA Y FORMATO		PRECIO APROX	MCG X UNIDAD	SEM. QUE DURA
Para madre lactante	Solgar D3. 120 d. (cáps).	35 - 36 €	4000 UI = 100 mcg.	S/ posología.
Bebés y niños hasta 1 año (400 UI/día)	Solgar Vitamina D3 líquida 59 ml .	17 - 20 €	0,08 ml = 400 UI.*	100
Niños tras 1 año (600 UI/día)	Adaptar a 600 UI = 15 mcg la dosis de estos preparados.			

* Utilizar jeringa / prescribir jeringa de 1 ml.

Ejemplos B12:

MARCA Y FORMATO	PRECIO APROX.	MCG X UNIDAD	SEMANAS QUE DURA
Solgar 100 d. (adultos)	32 - 34 €	1000	S/ edad.
Solaray 90 d. (adultos)	17 - 19 €	2000	S/ edad.
Solgar B12 líquida (20 gtas = 1 ml; 1 gta = 100 mcg) **Para pauta semanal**	21 - 23 €	2000	S/ edad.

* Dato: no pasa nada porque 3 gotas, por ejemplo, de Solgar B12 líquida, se pasen un poco de los 250 mcg, o si se administra Veggunn, que tiene otras vitaminas del complejo B; a la dosis que se la vamos a administrar y con 1-2 veces por semana, la presencia de estas otras vitaminas no supone un problema. No obstante, también existe esta marca que solo contiene B12.

Fórmulas infantiles a base de purificados de soja. Ej: Similac Isomil (Abbott), Nutriben Soja SMA, Alsoy (Nestlé), Miltina S, Nutri-Soja (Nutricia), Prosobee (MJ).

Fórmulas infantiles de hidrolizado de proteína de arroz (más recomendable que la de soja por tener menor potencial alergénico, más hipo-antigénicas y más digestiva). Ej: Novalac Arroz Hidrolizado (0 - 36m), Nutriben Arroz Hidrolizado (0 - 6m).

Conclusión / resumen práctico

Madre Lactante

Sin alimentación complementaria hasta los 6 meses; LM exclusiva o leche vegetal de fórmula adaptada.

INTERVENCIÓN NUTRICIONAL A INGERIR POR LA MADRE LACTANTE		
B12	Mediante suplemento a base de cianocobalamina.	4,5 - 5 µg al día.
Omega3 EPA + DHA	Mediante ingesta de alimentos ricos en omega3 + suplementos de procedencia algal.	2,5 g ALA 250 mg DHA ó 500 - 800 mg DHA + EPA.
Yodo	Mediante suplemento a base de algas marinas ó 1 cucharada de té y media de sal yodada (si no hay contraindicación, como HTA).	200 mcg al día.

Suplementación directa al lactante o niño

INTERVENCIÓN NUTRICIONAL VITAMINA D (SE SUPLEMENTA SIEMPRE)		
Vitamina D	Suplemento vitamina D3 vegana (a partir de plantas, líquenes o setas).	400 UI ó 10 mcg/día hasta el año.
		600 UI ó 15 mcg/ día > 1 año.

* Si el bebé no recibe LM, usar hasta los 6 meses fórmulas infantiles fortificadas para recibir la cantidad adecuada de vitamina B12 y Omega 3. Tras los 6 meses se valorará si ingiere cantidad suficiente o precisa suplementación.

Alimentación complementaria tras alcanzar los 6 meses de edad

Se basará en planificar la alimentación:

+ Aporte calórico y proteico suficiente, incluyendo una amplia variedad de alimentos vegetales: legumbres, frutos secos, semillas, cereales integrales, verduras y frutas.

+ Incluir fuentes de AG Omega-3 y monoinsaturados (nueces, lino, soja, etc).

+ Ingerir diariamente alimentos vegetales que cubran los requerimientos de hierro, calcio y oligoelementos. Se emplearán técnicas culinarias para reducir fitatos y aportar alimentos ricos en vitamina C para favorecer la absorción de hierro y zinc.

+ No se incluirán alimentos ultraprocesados, con grasas no saludables o ricos en azúcares y harinas refinadas.

+ Tras el año de edad, se podrán incluir las algas en la dieta en pequeñas cantidades para la fuente de yodo (así como la sal yodada, siendo la mejor forma de tomar yodo).

+ Se ha de prestar especial atención al aporte de alimentos ricos en vitamina D y B12. Se le dará suplemento **B12 a TODOS los niños.**

INTERVENCIÓN NUTRICIONAL B12 PARA MAYORES DE 6 MESES

EDAD	VEGANO QUE SIGUE LACTANDO / NO LACTA	SI ES OVO-LACTO VEGETARIANO
6 - 12 meses	Si buena ingesta de LM y 4 - 5 tomas diarias de pecho o tres biberones de leche de fórmula, se estaría aportando lo suficiente. Si no lacta o lo hace muy poco: comenzar una pauta de 5 - 20 mcg diarios. Aun así, es recomendable incluir la suplementación a medida que la frecuencia de las tomas baja, especialmente si ya hacen 1 - 2 comidas de sólido al día.	Aunque no se incluyan estos alimentos con mucha frecuencia, es posible que no necesite suplementación. Valorar el consumo: * Si se toman 2 raciones lácteos/fortificados al día y unos 3 - 5 huevos a la semana, y algo de pecho o leche de fórmula, se podría estar cubriendo requerimiento hasta los 18 - 24m. * Si no, aportar 500 mcg cada 2 semanas. Aun así, puede ser más sencillo directamente recurrir a la suplementación por precaución, sobre todo si ya no ingiere LM/fórmula.
1 - 3 años	5 mcg diarios (separados de la lactancia). No lacta: 10 - 40 mcg diarios.	Valoración de consumo LM/fórmula, huevos y lácteos. Recomendable incluir un suplemento de al menos 250-400 mcg semanales separado de las comidas.

* En el caso de < 4 años no se recomienda la dosis semanal debido a su menor capacidad de absorción por difusión pasiva (aunque se debe valorar según cada familia, ya que resulta más económica).

* La B12 en < 4 años se debe dar en un formato adaptado: o bien triturar la pastilla entre los 3-4 años (incorporada en purés o batidos para prevenir atragantamiento), o bien en gotas. La presentación más recomendable son las gotas.

EDAD	DOSIS B12
4 - 8 años	< 7 años: 13 - 50 mcg diarios ó 500 - 1000 mcg semanales. > 7 años: 100 mcg diarios ó 2500 mcg semanales.
9 - 13 años	50 mcg diarios ó 2500 mcg semanales.

EDAD	DOSIS B12
=/> 14 años	Opciones: 100 mcg diarios. 1000 mcg x3 /semana. 1250 mcg x2 / semana. 2500 mcg x1 /semana.

Capítulo V

Inmunoterapia desensibilizante

Indicada en personas con alergias a sustancias ambientales (ácaros del polvo, hongos, pólenes, epitelios de animales, látex, venenos -avispa y abeja- y alimentos). Se recomienda: Intentar evitar el alérgeno: eliminando de la dieta aquellos alimentos que contengan dicha sustancia, retirar los peluches u objetos que sean propensos a acumular polvo o ácaros, mantener limpio el hogar... El tratamiento más frecuente si presenta algún tipo de sintomatología (rinitis, dificultad respiratoria, picor generalizado...), son los **antihistamínicos**. Pero, si el tratamiento farmacológico no controla bien los síntomas, no se puede controlar los factores que causan reacciones alérgicas, el tratamiento produce efectos secundarios y/o el paciente quiere reducir el tratamiento a largo plazo, la mejor opción son las **vacunas de la alergia**.

Consideraciones a tener en cuenta

Antes de administrar la vacuna: Preguntar por el estado de salud. NO se puede administrar si el paciente presenta algún tipo de sintomatología como fiebre, tos, pitidos, dificultad respiratoria, asma no controlada... En estos casos se recomienda posponer. Si se le ha administrado una vacuna de virus vivos se recomienda posponer 10 días. Se aconseja administrar la vacuna de virus vivos a las 2 semanas de la última dosis de inmunoterapia.

Modo de preparación y administración:

1. **Previa administración:** Lavado de manos, comprobar vial y fecha de caducidad.
2. **Preparación de la vacuna:** Usar jeringa de 1 ml y aguja SC. Purgar en el interior.
3. **Administración:** Limpiar la zona, coger un pellizco y administrar lentamente con el bisel hacia arriba, en un ángulo de 45º. La zona de punción será en la cara externa del brazo. *Se recomienda una distancia de 4 dedos por encima del codo.*
4. **Post-administración:** Se recomienda esperar al menos 5 segundos antes de retirar la aguja para evitar que salga parte de lo inyectado. Presionar el punto de punción con el algodón, sin realizar masaje.
5. **Registro:** Anotar la fecha de la dosis, cantidad administrada, vial y brazo dónde se aplicó. Indicar la fecha de la próxima dosis.

Post-vacunación: Tras la inoculación de la vacuna pueden aparecer reacciones locales (eritema, calor, zona endurecida). Mientras que, si se trata de una vacuna sublingual, puede provocar picor en la boca. En algunos casos pueden provocar reacciones alérgicas generales como urticaria, edema, inflamación, tos, "pitos" o anafilaxia. Se recomienda:

- Esperar **30 minutos** en la sala de espera.
- Tras las **3 - 4 horas** post-administración debe evitar realizar esfuerzo físico intenso, baños de agua caliente, saunas o una exposición inminente al sol, con especial énfasis durante los meses de calor.
- **No** realizar **comidas copiosas.**
- **Evitar** el rascado de la piel.

Además, se deberá registrar en la cartilla e historia clínica la fecha de administración, en qué brazo, dosis y cualquier incidencia si la hubiera.

+ Si el niño presenta un habón < **3 cm** a los 30 minutos o < **5 cm** al cabo de unas horas → Continuar pauta habitual.

+ Si el habón **es mayor** → Consultar con alergología.

Preguntas más frecuentes

- **¿A partir de qué edad?**
  Como norma general, se recomienda a partir de los 5 años, aunque se puede emplear en edades más tempranas.

- **¿Si tengo alergia a varias cosas, la puedo utilizar?**
  Sí. Pero hay que tener en cuenta qué alérgeno es más relevante respecto a los síntomas, si se pueden mezclar para ser parte de la composición de las vacunas (máximo 2 o 3) o, en caso necesario, utilizar dos vacunas por separado.

- **¿Cuáles son los efectos de la vacuna?**
  Los efectos suelen ser a largo plazo, notándose a los 3-6 meses del tratamiento. Incluso una vez terminado el tratamiento (3-5 años) los efectos suelen durar años, aunque se suele realizar seguimiento por el especialista.

- **¿Qué pasa si no se administra una dosis?**
  - **Retraso <8 semanas** desde la última dosis: Repetir dosis habitual.
  - **Retraso >8 y <10 semanas**: Reducir 0.2 ml de la dosis. En la siguiente dosis, a las 4 semanas administrar dosis habitual.
  - **Retraso > 10 semanas**: Derivar a la Unidad de Alergología para reiniciar la dosis.

- **¿Qué pasa si no queda dosis suficiente en un vial? ¿Se pueden mezclar?**

  Si. Los viales pertenecientes al mismo paciente poseen la misma concentración, por tanto, se pueden mezclar entre ellos para completar la dosis necesaria.

- **¿Qué pasa si no queda dosis suficiente? ¿Se puede administrar, aunque la cantidad sea menor a la pautada?**

  Sí. Las últimas evidencias afirman que es mejor administrar lo que se tiene, a que el paciente no reciba ninguna dosis. Por tanto, se recomienda administrar lo que se pueda extraer, aunque sea menos de la mitad de la dosis normal. Posteriormente, una vez tengamos los viales nuevos, se administra la dosis pautada, respetando el intervalo de tiempo. Excepto que la Unidad de Alergología diga lo contrario.

Capítulo VI

Abordaje de patologías y consultas frecuentes

6.1 PROCESOS RESPIRATORIOS

	BRONQUIOLITIS	LARINGITIS	EPIGLOTITIS	BRONQUITIS
Causas	VRS, Rhinovirus.	V. Parainfluenzae.	Haemophilus Influenzae.	V. Parainfluenza, VRS, e Influenza A. En > 5 años: Mycoplasma, Pneumoniae y Chlamydia Pneumoniae.
Inicio	Progresivo.	Progresivo.	Brusco Nocturno.	< 2 semanas.
Clínica	Mucosidad nasal, estornudos, fiebre, disnea, anorexia.	Estridor inspiratorio, disnea, tos perruna, disfonía, fiebre.	Malestar general, estridor, disnea, babeo, odinofagia, fiebre, posición en trípode.	Tos con o sin expectoración.
Tratamiento	Ambiente húmedo, hidratación, lavados nasales. Si SatO2 < 92 %: Administrar O2 a 1 - 2l. Si sibilancias o crepitantes: Salbutamol en cámara espaciadora (dosis según gravedad).	Ambiente húmedo. Corticoides VO/EV 1 - 2 mg/kg.	Vía aérea permeable. Antibióticos IV.	Sintomático: hidratación, permeabilidad nasal con suero fisiológico y aspirar secreciones. Si fiebre: antitérmicos.

CRISIS ASMÁTICA

El asma es una de las enfermedades crónicas más prevalentes en la infancia a partir de los 6 - 7 años. Es importante realizar una **detección precoz** y determinar el **nivel de gravedad** para así realizar un **abordaje eficaz**. Una de las escalas más utilizadas en consulta es la 'Pulmonary - Score' que se puede aplicar en todas las edades.

1º Determinar nivel de gravedad:

PUNTUACIÓN	FRECUENCIA RESPIRATORIA		SIBILANCIAS	USO DEL ESTERNOCLEIDOMASTOIDEO
	< 6 AÑOS	≥ 6 AÑOS		
0	< 30	< 20	No	No
1	31 - 35	21 - 35	Final espiración.	Incremento leve.
2	46 - 60	36 - 50	Toda la espiración (estetoscopio).	Aumentado.
3	> 60	> 50	Inspiración y espiración sin estetoscopio.	Actividad máxima.

	PULMONARY SCORE	SATO$_2$
Leve	0 - 3	> 94 %
Moderada	4 - 6	91 - 94 %
Grave	7 - 9	< 91 %

2º Aplicar tratamiento:

Tratamiento de las crisis asmáticas según el consenso pediátrico español y la Guía GEMA 5.3.

- **Crisis leve**: 1 dosis de 2 - 4 pulsaciones de Salbutamol / Dexametasona (4mg/1ml): y reevaluar en 15'. Si responde, se dará el alta (a criterio del PED); si no, se tratará de una crisis moderada.
- **Crisis moderada:** 6 - 8 pulsaciones de Salbutamol o Salbutamol nebulizado c/20' (hasta 3 dosis) + dexametasona (peso x 0,3 mg/kg) → Reevaluar en 15'. Si responde, se dará el alta (a criterio del PED); si no, se tratará de una crisis grave.
- **Crisis grave:** administrar O2 hasta SatO2 > 94 % + nebulización Salbutamol c/ 20' (hasta 3 dosis) + prednisona oral o IV o dexametasona (peso x 0,6 mg/kg) (a criterio del PED). Valorar derivación a AE.

Otros fármacos que se pueden utilizar: estilsona (gotas), Paidocort, adrenalina (sólo si no responde o riesgo de parada respiratoria (recordar que nebulizada es ½ dosis → 0.5ml/kg/ dosis); antihistamínicos (Loratadina, Aerius, Xazal, Ebastrel).

* Ver capítulo de dosis pediátricas.

6.2 PROCESOS ORL

OTALGIA

	OTITIS MEDIA	OTITIS EXTERNA
Causas comunes	Resfriados.	Humedad, calor, rascado de la piel. Más frecuente en verano (uso de piscinas, etc).
Clínica	Dolor, fiebre, vómitos, mocos o pus por el oído. *No son contagiosas.	Otalgia intensa unilateral, picor, prurito. No suele dar fiebre. Eritema/edema CAE, otorrea, signo trago positivo. Si es lactante → irritabilidad.

	OTITIS MEDIA	OTITIS EXTERNA
Trata-miento	**< 2 m:** Derivar hospital / URG. **2-6m:** Amoxicilina clavulánico. **6m - 2 años:** Sínt. leves-moderados: Amoxicilina/Clavulánico 7 - 10 días. Sínt. graves: Amoxicilina/ Clavulánico 10 días. **>2 años:** Sínt. leves sin FR: analgesia + reevaluación en 48h. Sínt. graves o FR: Amoxicilina/Clavulánico 7 - 10 días.	**OE circunscrita (forúnculo):** calor local, mupirocina tópica + cefadroxilo oral (30 mg/kg/día c/ 12 h) o cloxacilina oral (50 - 100 mg/kg/d c/6h). Si tras 48 - 72 h no mejoría → ORL. **OE difusa:** Tratamiento tópico con o sin corticoides, 7d. - Ciprofloxacino ótico: 4 - 6 gts c/ 8 h. - Ciprofloxacino monodosis: 1 c/ 12 h. - Polimixina B + neomicina + fluocinolona: 4 gts c/ 6 - 8 h. * Si tubos de timpanostomía, perforación del tímpano o si no es visible → Evitar agentes ototóxicos (gentamicina, neomicina).

* Si dolor intenso o fiebre: Paracetamol según pauta. Colocar paño templado (calor seco) sobre el oído. Evitar la entrada de agua. Antibióticos según pauta.

TAPÓN DE CERÚMEN

Los tapones de cera protegen frente a las infecciones. Sólo deben sacarse si producen dolor, ocluyen totalmente el conducto auditivo o si el pediatra lo aconseja.

SINUSITIS

Mayoritariamente está causada por virus, por lo que los antibióticos NO son efectivos. Las secreciones verdes o amarillentas → proceso inflamatorio.

Etiología: H. influenzae (30%), Moraxella Catarrhalis (10%), S. Pneumoniae (30%), Estreptococo Alfa y Beta hemolítico, estafilococos coagulasa negativo.

Tipos según duración de síntomas:

+ Aguda: < 30 días.

- Subaguda: 30 – 90 días.
- Crónica: > 90 días.
- Recurrente: 3 episodios < 30 días con intervalos sin síntomas > 10 días durante 6 meses o 4 episodios en 12 meses.

Clínica: En < 10 años: rinorrea persistente, purulenta, tos nocturna, fiebre, halitosis, náuseas, vómitos.
En adolescentes: Síntomas anteriores + edema periorbitario, cefalea, hipersensibilidad sinusal, dolor a la percusión de los molares superiores.

Tratamiento: dependerá de los factores de riesgo (< 2 años, S. frontal o esfenoidal, enfermedades crónicas, inmunodeprimidos, afectación moderada–grave, fracaso terapéutico a amoxicilina):
- Analgesia: Paracetamol / Ibuprofeno según pauta.
- Lavados nasales.
- Evitar el humo del tabaco.
- Antibióticos:
  - Sin factores de riesgo: Amoxicilina 80 mg/kg/d - c/8–12h durante 10 - 14 días.
  - Con factores de riesgo: Amoxicilina clavulánico 80 mg/kg/d - c/8-12h durante 10 - 14 días.
- Si la rinitis es alérgica: corticoterapia nasal. **NO** mucolíticos ni antihistamínicos ni corticoides orales ni iniciar antibióticos si a pesar de síntomas > 10 días presenta buena evolución.

> ⚠️ **Si alergia a la penicilina:**
> No mediada IgE: Cefuroxima 30mg/kg/d - c/12h durante 10 – 14 días.
> Mediada IgE: 1º día: Azitromicina 10mg/kg/d (máx. 500mg/d) y 2º-5º día: 5mg/kg/d (máx. 250mg/d) o Claritromicina a 15mg/kg/d - c/12h (máx. 1gr/d) durante 10 – 14 días.

GINGIVOESTOMATITIS HERPÉTICA

Aparición de gingivitis junto a aftas en lengua, mucosa yugal y faringe.

Tratamiento: Aciclovir 20 mg/kg c/8h durante 10 a 14 días. Mejor si se aplica antes de las primeras 48h.

HERPAGINA

Infección herpética en boca. Vesículas blanquecinas y/o amarillentas en pilares anteriores de la faringe.

Tratamiento: sintomático.

6.3 PATOLOGÍAS OCULARES

1. **Valorar de forma aproximada la agudeza visual**: detectar algún deterioro leve o importante, así como la conservación de la misma. Si hay una gran pérdida sospechar de catarata traumática, luxación cristaliniana o desprendimiento de retina.

2. **Inspeccionar el globo ocular.** Valoraremos: la presencia de hemorragias subconjuntivales, laceraciones de la conjuntiva, erosiones corneales, cuerpos extraños y perforaciones oculares.

Hemorragias sub-conjuntivales	Aisladas no tienen importancia.
Laceraciones de la conjuntiva	Teñir con fluoresceína. Si son menores de 5 - 10 mm no precisan más tratamiento que una pomada ATB.
Erosiones corneales	Teñir con fluoresceína (tiñen muy bien).
Cuerpos extraños	Extraerse bajo anestesia tópica, con el niño inmóvil. Realizar su extracción con algodón o hemostetas. Si son cuerpos metálicos, con una aguja fina (27 - 30 G), barriendo de arriba abajo con la aguja horizontal y paralela al plano de la cara del paciente.

Perforaciones oculares	Signo de Seidel: se instila una gota de fluoresceína y se observa cómo ésta es lavada de la superficie ocular por el humor acuoso que sale por la herida (*como saldría el agua de una botella de plástico a la que le hiciéramos un pequeño corte*).

3. **Inspección de anejos.** En Atención Primaria podremos suturar las laceraciones palpebrales que no afecten al borde libre ni su proximidad y no presenten pérdida del tejido. Utilizar suturas finas (5,6,7/0), reabsorbibles y retirarlas en unos 7 días. También debe palparse el borde orbitario en busca de escalones o enfisema subcutáneo para descartar la presencia de una fractura.

4. **Motilidad ocular.**
   - Intrínseca: buscamos midriasis traumática fija arrefléxica por lesión iridiana contusa.
   - Extrínseca: se afectará en las fracturas orbitarias.

5. **Examen de fondo de ojo.** Con el fin de descartar la presencia de un desprendimiento de retina, un sangrado intraocular u otra causa que nos vele la visión del fondo.

Si se pauta administración ocular de Tropicamida...

Se trata de un midriático y ciclopléjico de corta duración; alcanza la midriasis máxima a los 15' y dura 6 - 7 horas; evita la respuesta del músculo del iris y del cuerpo ciliar a la estimulación colinérgica. Está indicada para el examen de refracción y exploración de fondo de ojo cuando se requiera un efecto midriático y ciclopléjico (como fondo de ojo). Dosis y pauta: 1 gota. Repetir a los 5 minutos y explorar a los 15 minutos. Los niños con ojos muy pigmentados (es decir, cuanto más oscuros) pueden requerir dosis mayores.

⚠ Contraindicaciones: hipersensibilidad a la Tropicamida, glaucoma de ángulo estrecho o ángulo estrecho sin glaucoma previo a iridectomía total.

⚠ **Efectos secundarios:** mareo, cefalea, visión borrosa, fotofobia, dolor ocular, irritación ocular, hiperemia ocular, efecto farmacológico prolongado (midriasis), síncope, hipotensión, náuseas y erupción. En muy pocas ocasiones puede producirse glaucoma de ángulo estrecho. Además, su administración oftalmológica puede originar dermatitis de contacto, hipersensibilidad, aumento de la presión intraocular, visión borrosa, fotofobia e irritación ocular. No existen datos específicos de interacción tras su administración tópica.

Excipientes: cloruro de benzalconio, ácido clorhídrico, edetato de sodio, cloruro de sodio y agua purificada.

Administración anestésico ocular: Proparacaína o Tetracaína al 0,5%, administrando 1 – 2 gotas en el ojo.

Administración ocular de Fluoresceína sódica al 2%: colocar al niño en decúbito supino con el cuello en leve hiperextensión. Con el dedo índice de la mano no dominante y con una gasa, se retrae el párpado inferior para dejar expuesto el saco conjuntival. Con la mano dominante, sostener y aplicar el colirio:

✚ Si dolor o fotofobia intensa aplicar anestésicos 5 minutos antes de la fluoresceína.

✚ Aplicar 1 gota del tinte de fluoresceína en el saco conjuntival.

✚ Indicarle al niño (si es posible) que parpadee para que se extienda el tinte.

✚ Examinar con luz azul de cobalto el ojo para detectar los defectos epiteliales en córnea, conjuntiva y cuerpos extraños.

Tras esto, reduciremos la iluminación de la habitación y observaremos la superficie ocular con luz azul de cobalto. Al finalizar la exploración, se puede aplicar SF (es un colorante hidrosoluble) para lavar el tinte, y advertir del riesgo de lesiones si se manipulan, sobre todo en pacientes en los que hayamos aplicado anestésico tópico. Su uso está indicado en niños, adultos y pacientes de edad avanzada. Su contraindicación es la hipersensibilidad a componentes del colirio con fluoresceína sódica 20 mg/ml (fluoresceína sódica y agua purificada).

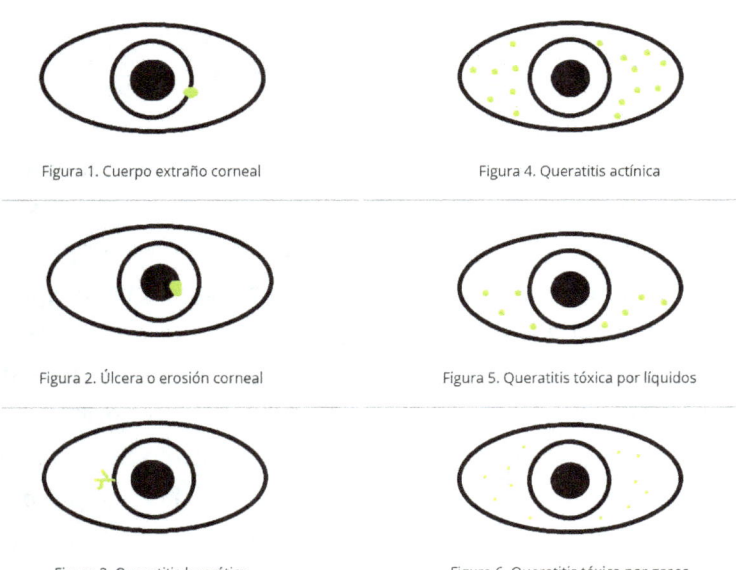

Figura 1. Cuerpo extraño corneal

Figura 4. Queratitis actínica

Figura 2. Úlcera o erosión corneal

Figura 5. Queratitis tóxica por líquidos

Figura 3. Queratitis herpética

Figura 6. Queratitis tóxica por gases

Brenes IM. Tinción con fluoresceína.

NORMAL = el tinte queda en la película lagrimal sin adherirse a ninguna región ocular. Ante:

- **Cuerpo extraño**: el tinte queda alrededor del cuerpo extraño.
- **Úlcera o erosión corneal:** el tinte se fija en una zona de la córnea, apareciendo verdosa-amarillenta. Ante una erosión corneal recordar que siempre deberemos evertir el párpado superior en busca de cuerpos extraños.
- **Queratitis**: captación del tinte a nivel conjuntival; pueden ser: herpéticas (captación con ramificaciones, dendríticas), actínica (por quemaduras solares) o tóxicas (por líquidos o gases).

- **Perforación**: se aprecia salida del humor acuoso que borra el tinte.

Administración ocular de Gentamicina si pauta Pediatra.

> ⚠ **Recuerda... !!**
> Ante una causticación, la primera medida siempre será el lavado profuso con agua o suero durante al menos 10 minutos y, si es posible, instilando 1 gota de colirio anestésico para facilitar la manipulación.

Tratamiento posterior ante cualquier alteración traumática leve de la superficie ocular (cuerpo extraño extraído, erosión corneal, causticación leve, etc.): oclusión suave compresiva durante 24 horas + pomada ATB 3 veces al día durante 5 días + posibilidad de instilar 1 gota de Ciclopentolato 1 - 2 veces al día (midriático y cicloplejico de duración intermedia; relaja el músculo ciliar contraído por el proceso inflamatorio; valorar ciclopentolato vs atropina, ya que este último tiene mayor duración) para tratar el dolor, advirtiendo de las alteraciones posibles del ciclopentolato: somnolencia, congestión, midriasis con fotofobia y limitación de la agudeza visual cercana.

> ⚠ **IMPORTANTE**
> Ante la mínima duda de si existe una alteración de mayor gravedad o perforación ocular se derivará al oftalmólogo de forma inmediata **SIN** instilar ningún colirio más (puede que hayamos necesitado usar alguno para llegar a esta conclusión, pero ya no administraremos más) y con una oclusión muy suave sin compresión.

> ⚠ **Signos de alarma**
> agudeza visual o campo visual marcadamente disminuidos, limitación de la motilidad ocular extrínseca, presencia de un globo ocular deformado, hipotonía o enoftámico (sospecha de perforación) o una pérdida de transparencia corneal.

6.4 PATOLOGÍAS DERMATOLÓGICAS

Ante un niño con lesiones cutáneas, debemos tener en cuenta lo siguiente:

1. **Lesión**: mácula, pápula, vesícula, eritema.
2. **Distribución**: localizado, generalizado.
3. **Coloración**: rosado, violáceo, púrpura...
4. **Forma**: monoformo, poliformo.
5. **Evolución**: cefalocaudal, pliegues, centrífugo-centrípeto.
6. **Evaluar clínica acompañante**: dolor, picor, inflamación, fiebre, etc.

* Se debe tener en cuenta que toda roncha que desaparezca o se atenúa a la presión → desaparecerá sola. Se puede tratar con Atarax (< 2 años) o Polaramine (> 2 años), si picor.

MACULO – PAPULOSO

- **Exantema súbito**: Más frecuente en el lactante (6m - 3 años). Clínica: Exantema generalizado tras 24h sin fiebre y/o clínica catarral. Suele desaparecer en 2 - 3 días. Tratamiento sintomático.
- **Eritema infeccioso**: Niños entre 5-15 años. Causa: Parvovirus B19. Clínica: Fase inicial (exantema en las mejillas en alas de mariposa, febrícula y clínica catarral), fase intermedia (Exantema generalizado) y fase tardía (hasta 1 mes después, posible reaparición del exantema con calor, llanto, ejercicio...). Tratamiento: Sintomático + evitar reagudizaciones.
- **Molluscum contagiosum**: Escolares o inmunodeprimidos. Transmisión por fómites. Causa: poxvirus. Clínica: Pápulas < 5mm con región deprimida (umbilicadas) sin otra sintomatología.Tratamiento: lesiones desaparecen

solas, pero se puede realizar curetaje para evitar disemi-
nación.

- **Escarlatina.**
- Otras menos frecuentes: **Enfermedad de Kawasaki, Sarampión, Rubéola.**

VESÍCULO – AMPOLLOSAS

- **Varicela.**
- **Síndrome boca-mano-pie.**
- **Virus herpes simple.**

EN PLACA

- **Dermatitis atópica**: Enf. inflamatoria de la piel. Placas
eritematosas, edematosas y exudativas→pruriginoso.
Predominante en flexura y en mejilla en niños. Tratamiento: evitar desencadenantes, duchas cortas, hidratación, corticoides tópicos.
- **Dermatitis seborreica**: Placas descamativas amarillentas sobre una base eritematosa (graso), no pruriginosas.
Predominante en cuero cabelludo, cejas, frente, a veces
en pliegues. Tratamiento: higiene, champús y aceites.
- **Melanocitosis** dérmica: Mácula azulada-grisácea be-
nigna congénita. Causa: Exceso de melanocitos que
no han migrado correctamente de la cresta neural a la
epidermis. Localización: Lumbosacra. No precisa tratamiento, va desapareciendo a partir de los 2 años.
- **Pitiriasis alba**: Causa desconocida, suele asociarse a ex-
posiciones prolongadas del sol, pieles atópicas... Clínica:
Placas rosadas (Máculas hipopigmentadas irregulares
no pruriginosas). Tratamiento: limitar exposición solar,
disminuir la frecuencia de los baños e hidratación, en casos graves: corticoides, PUVA (medicamento fotoactivo,

psoraleno por vía oral y la exposición posterior a radiación ultravioleta A) ...

- **Candidiasis del pañal:** Placas eritematosas confluyentes (rojo intenso) y lesiones satélites. Aparecen en pliegues cutáneos. Tratamiento: piel limpia y seca, realizar cambios frecuentes de pañal, antifúngico tópico durante 2 semanas y/o corticoides tópicos.
- **Psoriasis.**

HABONOSOS

- **Urticaria: valorar si existe angioedema → actuación URG.** Habones (pápulas y placas edematosas sobre base eritematosa, pruriginosa). En el tronco, aunque puede cambiar de localización. Suelen desaparecer sin dejar lesión. Tratamiento: antihistamínicos orales, en casos graves: corticoides.

PETEQUIAS - PÚRPURA (NO DESAPARECEN CON LA PRESIÓN).

- **Púrpura de Schönlein-Henoch:** Vasculitis leucocitoclástica (pequeño vaso). Causa desconocida, patogenia autoinmune. Clínica: Exantema purpúrico, sobre todo en nalgas y miembros inferiores, dolor abdominal, artralgias, artritis, hematuria, glomerulonefritis. Autolimitada en 4-8 semanas. Tto.: reposo, AINES, corticoides.
- **Enfermedad meningocócica.**
- **Coagulopatías.**

Enfermedad	Causa	Clínica	Complicaciones
Varicela	Varicela - Zóster.	Exantema en cielo estrellado. No en manos ni pies. Mácula - Pápula - Vesícula - costra. Sentido cráneo - caudal. Período de incubación: 2 - 3 semanas: Asintomático. Pródromos: similar a un cuadro gripal.	Púrpura fulminante en RN.
Sarampión	Paramixovirus.	Manchas de Koplik. Maculopapulosas, color pardo-rojizo. Fase catarral + exantemática.	Neumonía.
Rubeola	Togavirus.	Manchas de Forchheimer. Faringitis.	Artritis.
Megaloeritema o 5º enfermedad	Parvovirus.	Fiebre, eritema en mejillas (bofetón).	Hidropesía fetal.
Roséola	VHS 6 y 7.	Fiebre elevada, tronco sonrosado.	Convulsiones y crisis febriles.
Mononucleosis	Citomegalovirus.	Inespecífica.	Poco frecuente: Rotura de bazo.
Enfermedad Kawasaki	Desconocido.	Exantema polimorfo en perineo.	Cardiopatía.
Escarlatina	Estreptococo A.	Exantema áspero y lengua aframbuesada.	Fiebre reumática, otitis...
Boca-mano-pie	Coxsackie.	Exantema no pruriginoso en boca-mano-pie. Las lesiones tienden a desaparecer en 5 - 10 días.	Raras. Caída de uñas hasta 3 - 6 meses después.

92

6.5 PATOLOGÍAS GENITOURINARIAS

INFECCIÓN DEL TRACTO URINARIO

Infección bacteriana más frecuente a los 7 años, aproximadamente el 8 % de las chicas y el 2 % de los chicos habrán padecido al menos 1 episodio. Ante una sospecha de ITU, se recomienda el siguiente plan de actuación:

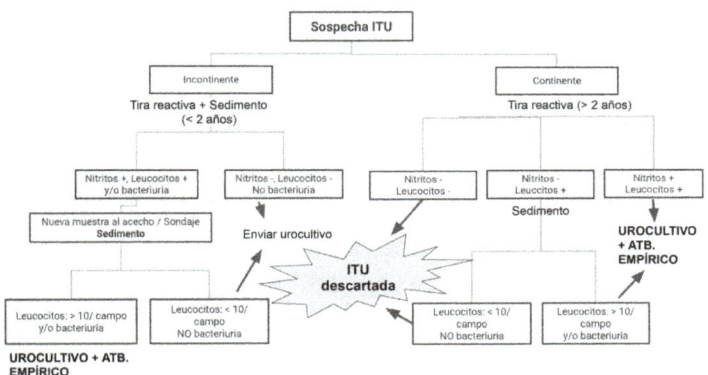

Algoritmo para el diagnóstico y tratamiento de niños con sospecha de infección del tracto Urinario. CS Entrevía.

Tratamiento:

ITU BAJA (CISTITIS)	ITU ALTA (PIELONEFRITIS)
< 6 años: CEFUROXIMA 15 mg/kg/día, c/ 12 h (dosis máx. 500 mg/d). **> 6 años:** FOSFOMICINA TROMETAMOL. **6-12 años:** 1 sobre de 2 g en dosis única (en su defecto, diluir 1 sobre de 3 g en 30 ml y administrar 20 ml de esa dilución). **> 12 años:** 1 sobre de 3 g en dosis única. * <u>Pauta estándar</u>: 3 - 5 días. Si < 2 años, episodios recidivantes o cistitis complicadas: 7 - 10 días.	CEFUROXIMA AXETILO 30 mg/kg/día, c/ 12 h (dosis máx. 500 mg/d). **CEFIXIMA*** 8 mg/kg/d c/ 12 h. (Dosis máx. 400 mg/día).

Si alergia a la penicilina (ITU baja): Fosfomicina o cotrimoxazol.

Si alergia a la penicilina (ITU alta):

+ Reacción inmediata: Ciprofloxacino 20 mg/kg/d - c/12h. (Dosis máx. 1500 mg/d).
+ Reacción retardada NO grave: Cefuroxima 30 mg/kg/d - c/12 h.

  * *No se recomienda en extrahospitalaria por riesgo de cepas productoras de BLEE.*

Criterios de derivación

+ < 3 meses o <3-6 meses con fiebre > 38.5°C.
+ Afectación estado general o séptico.
+ Vómitos e intolerancia oral / Deshidratación.
+ Malformación v. urinarias o inmunodeficiencia.
+ Dificultad para control y seguimiento.
+ Tras 48hrs de tto. correcto: Persistencia de fiebre o afectación del estado general.
+ FR de germen no habitual.
+ ITU febril de repetición en < 2 años.
+ En < 2 años: Imposibilidad de recoger urocultivo. Si alta sospecha.

ENURESIS Y DISFUNCIONES MICCIONALES

Trastornos frecuentes durante la infancia y afectan hasta casi 1/4 parte de los niños de **5-6 años**. Suelen recuperarse espontáneamente, aunque también puede suponer un problema de salud, con importantes efectos sociales, emocionales y psicológicos, tanto en el niño como en su familia. Más frecuente en **varones**.

- **Enuresis primaria:** Nunca ha controlado el pipi.
- **Enuresis secundaria**: Después de al menos 6 meses en el que ya se había alcanzado el control del pipí por la noche

aparece de nuevo la falta de control. *Causas:* problemas emocionales (divorcios, mudanzas, nacimientos) o médicos (infección de orina, diabetes).

- **Enuresis nocturna monosintomática:** No hay síntomas diurnos que sugieran patología. No es necesario pruebas complementarias.

- **Enuresis nocturna NO monosintomática:** Síntomas urinarios diurnos que sugieran patología: *Urgencia miccional, escapes, aumento/ disminución de la frecuencia urinaria, chorro débil, dolor.* Se debe descartar patología orgánica.

Características de las micciones normales (volumen y frecuencia):

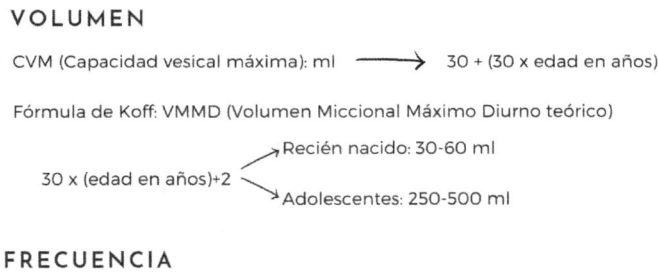

VOLUMEN

CVM (Capacidad vesical máxima): ml $\longrightarrow$ 30 + (30 x edad en años)

Fórmula de Koff: VMMD (Volumen Miccional Máximo Diurno teórico)

30 x (edad en años)+2 $\nearrow$ Recién nacido: 30-60 ml
$\searrow$ Adolescentes: 250-500 ml

FRECUENCIA

Recién nacido: 12-16 veces/día   Adolescentes: 4-5 veces / día

Protocolos diagnósticos y terapéuticos en Pediatría [Internet].
Aeped.es.

Exploración física:

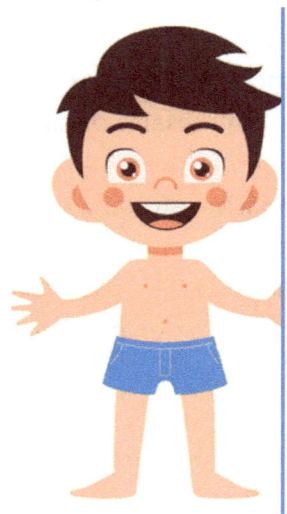

PESO Y TALLA
Retraso en la talla: IRC y/o otros trastornos nefrourológicos que cursan con poliuria

TENSIÓN ARTERIAL
HTA: Nefropatías y/o uropatías

GENITALES Y REGIÓN LUMBOSACRA
Alteraciones: Malformaciones urológicas

ABDOMEN
Globo vesical: Obstrucción
Fecalomas: Estreñimiento y/o encopresis

FOSAS RENALES
Dolorosas: Pielonefritis e hidronefrosis a tensión

SISTEMA NERVIOSO
Problemas en la marcha, en los reflejos osteotendinosos, en la fuerza o tono muscular de los miembros inferiores, tono del esfinter anal o de la sensibilidad perineal

* **Se debe tener en cuenta:** Normalmente suele ser benigno.

Tratamiento NO FARMACOLÓGICO

1º Línea: Evitar castigos, favorecer recompensas, despertar o levantarlo durante la noche, entrenar la vejiga, disminuir los líquidos antes de dormir.

Más complejo → **Dry bed training (DBT):** Levantarlo varias veces, si es preciso que cambie la cama y su pijama. **Full spectrum home training (FSHT):** Retrasar progresivamente las micciones con sobreaprendizaje (aumento de líquidos), combinado con alarmas (Detector de humedad.). *DIMPO®, PIPI-STOP®, PIPI - ALARM®, MALEM®, WET – STOP®.*

Otras alternativas con menor evidencia: Tratar la encopresis y/o estreñimiento, acupuntura, hipnosis, dietas hipoalergénicas.

Tratamiento FARMACOLÓGICO

Antidepresivos tricíclicos: IMIPRAMINA: TOFRANIL® grageas 10 y 25 mg.

Anticolinérgicos: OXIBUTININA: DITROPAN® comprimidos 5 mg.

Desmopresina: MINURIN® aerosol o gotas (vía intranasal): 0,1 mg/ml.

MINURIN® comprimidos 0,1 y 0,2 mgr.

MINURIN® flas liofilizado vía oral 60, 120 y 240 µg.

BALANITIS

Inflamación del glande, debido a bacterias, virus, alérgenos y cándida. En niños suele estar relacionada con un agente de tipo irritativo.

Clínica: Eritema, edema y mal olor.

Tratamiento: Bactroban u Ozanex tópico.

6.6 CONVULSIONES

Descarga sincrónica excesiva de un grupo neuronal de inicio brusco. Pueden aparecer síntomas motores, sensitivos, autonómicos o de carácter psíquico, que pueden o no llevar a la pérdida de conciencia. Entre los **6 meses y 5 años:** Destacan los cuadros febriles.

Causas más frecuentes:

- **Neonatos:** Encefalopatía hipóxico-isquémica, alteraciones hidroelectrolíticas, infección sistémica o del SNC, déficit de piridoxina, hemorragia cerebral, malformaciones del SNC.

- **Lactantes y niños:** Convulsión febril, infección sistémica y del SNC, alteraciones hidroelectrolíticas, intoxicaciones, epilepsia.
- **Adolescentes:** Traumatismo craneal, tumor craneal, supresión o niveles sanguíneos bajos de anticonvulsivantes en niños epilépticos, intoxicaciones (Drogas y alcohol).

Tipos de convulsiones febriles:

TÍPICA O SIMPLE (90 %)	ATÍPICA O COMPLEJA (10 %)
- Entre 6m y 5 años. - En las primeras 24 h de fiebre. - Tónico-clónica generalizada. - Duración: < 10 min. - No repite en las siguientes 24 h. En 1 h recuperación completa.	- < 6 m o > 6 años. - Focal. - Duración: > 10-15 min. - Se repite en las siguientes 24 h. - Exploración neurológica anormal.

* Status epiléptico: Crisis > 30 minutos o repetidas durante este tiempo.

Tratamiento:
+ **Minuto 0:** Vigilancia ABCD.
+ **Minuto 5:** Midazolam (1ml/mg): IM 0.2 mg/kg (máx. 10 mg).
+ **Minuto 10:** Si acceso IV/IO: midazolam 0.15mg/kg (máx. 5 mg).
+ Si NO acceso IV/IO: Midazolam IM 0.2 mg/kg (máx. 10 mg).

> *** Llamar 112**

+ **Minuto 15:** Levetiracetam (Keppra): 30-60 mg/kg IV en 10-15 min (máx. 1500 mg).
+ **Más de 30 minutos: Status Epiléptico:** Midazolam 1-8 mcg/kg/min.

<1 mes: Fenobarbital IV/IO, 15-20 mg/kg (Máx. 300 mg). Diluir 1 ml (1 vial=200 mg) con 9 ml de agua destilada. Pasar 1 ml/kg de la dilución en 10-20 min. Repetir dosis (máx. 50 mg/kg/d).

> **ERRORES + frecuentes:**
> Oxigenación inadecuada, dosis insuficiente de antiepilépticos, no dar tiempo para que la medicación alcance niveles terapéuticos.

6.7 VÓMITOS Y DIARREAS

Si presenta SÓLO vómitos o vómitos y diarreas:
Iniciar sueroterapia oral durante 1h 20 minutos. Por cada vómito hay que esperar 20 minutos.
- 2 ml cada 5 minutos x 20 minutos.
- 5 ml cada 5 minutos x 20 minutos.
- 7 ml cada 5 minutos x 20 minutos.
- 10 ml cada 5 minutos x 20 minutos.

Si realiza un vómito durante la tolerancia hay que esperar 20 minutos y empezar de 0, es decir, reiniciar pauta, volver a 2 ml cada 5 minutos x 20 minutos).
Recomendaciones dietéticas (seguir los siguientes escalones por orden en la introducción de alimentos y sin forzar):
- Líquido: como sopa o caldo.
- Semi o blanda: arroz, puré, tostada, yogur NATURAL, etc.
- Sólidos: carne o pescado a la plancha.

Si presenta SÓLO diarreas:
- Por cada deposición aportar 10 ml de suero oral.

- Dar probiótico (no están financiados, cualquiera de la farmacia): 1 al día. Recordar que no se pueden dar con ningún alimento o bebida caliente o ácida.
- Dieta astringente: zanahoria, papas, arroz blanco, manzana, etc.

En ambos casos (sólo vómitos, sólo diarreas, o ambas), evitar: grasas, fritos, azúcar y disminuir la cantidad de leche (si se da, dar sin lactosa).

Si presenta fiebre igual o superior a 38°C y/o presenta dolor dar apiretal (calcular). En caso de que no sea posible vía oral por vómitos: rectal / supositorio.

Signos de deshidratación: llora sin lágrimas, lengua y encías secas, fontanela hundida, sin micción más de 5-6 horas, está aletargado o extraño, muy adormilado y/o le cuesta despertar. Si presenta alguno de estos signos de deshidratación.

* ver siguiente apartado.

6.8 DESHIDRATACIÓN

Diagnóstico: anamnesis + examen físico. Hay que valorar el peso: hay déficit de líquidos si pérdida > 1 %/día a corto plazo. Se debe de **conocer el peso previo** a la enfermedad. Un error de 1 kg en un niño de 10 kg, supondría un error aproximado del 10% en el porcentaje de deshidratación calculado, lo que equivale a la diferencia entre deshidratación leve y grave.

* Si fuese necesario, las pruebas simples incluyen: bioquímica sanguínea, biometría hemática, electrolitos séricos, cultivo fecal, examen general de orina.

Tipos:
- **D. isotónica**: pérdida AGUA = SOLUTOS. Signo de pliegue (+), hipotensión y oliguria.

- **D. hipotónica, hiponatrémica o hiposmolar:** pérdida AGUA < SOLUTOS. Pueden aparecer convulsiones, consecuencia de la hiperhidratación neuronal.
- **D. hipertónica, hipernatrémica o hiperosmolar:** pérdida AGUA > SOLUTOS. Afectación neurológica: agitación, irritabilidad e hipertonía. Fiebre, en casos graves: hemorragia subdural.

Según el nivel de gravedad:
- **Leve:** lactantes una pérdida del 5%, adolescentes 3%. Suelen presentar: sed leve, orina concentrada, no cambios hemodinámicos. Tratamiento: 50 ml/kg vía oral + reposición con sueroterapia oral durante 4h. Si vómitos: 5-10 ml c/1-2 min. Valorar estado y pérdidas c/2 h.
- **Moderada:** lactantes 10%, adolescentes 5-6%. Suelen presentar: sed, oliguria, ojos hundidos, mucosas secas, mareos, hipotensión ortostática (>20 mmHg), debilidad, taquicardia. Tratamiento: 50-100 ml/kg vía oral en 3-4 h, después de 4h. En lactantes se recomienda continuar con LM, en niños se aconseja alimentos cada 3-4h. Si vómitos suspender 15 min y reiniciar 5-10 ml c/ 1-2 min. Si continua > 3 vómitos/h, diarrea difusa, niño durmiendo, irritabilidad o rebeldía para tomar, presencia de lesiones en boca → posible gastroclisis: 5-10 gotas/kg/min si no mejoría en 2h: TRATAMIENTO IV.
- **Grave:** lactantes 15%, adolescentes 7-9%. Suelen presentar: sed, taquicardia, bradicardia, confusión, frialdad, turgencia disminuida, hipotensión.
  - Tratamiento:
  A. Expansión:
  ▷ Lactantes malnutridos: Bolos 10ml/kg.

▷ <12 meses o niños 12m-5 años sin malnutrición: Bolos 20-30 ml/kg en 10-30 min. de solución cristaloide isotónica IV y repetir si es necesario (hasta 3 bolos, si no mejoría sospechar de shock séptico).

B. Restitución: 4-6 h. Deficiencia H_2O= % deshidratación x peso x 10.

C. Mantenimiento → Holliday Segar: calcular el gasto metabólico en kcal/24h.

Na: 3 mEq/100 ml/24 h.
K: 2 mEq/100 mL/24 h.

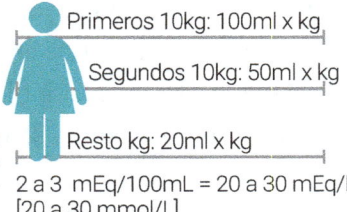

Primeros 10kg: 100ml x kg
Segundos 10kg: 50ml x kg
Resto kg: 20ml x kg

2 a 3 mEq/100mL = 20 a 30 mEq/L [20 a 30 mmol/L]

* **Si presenta la fontanela hundida** la deshidratación debe corregirse en 4 - 6 h, según el grado y los requerimientos diarios estimados.

La OMS y La UNICEF recomiendan la **sueroterapia oral (SRO),** ya que posee una < Osm, concentraciones de Na+ y glucosa, lo que se traduce en < vómitos, < deposiciones, < hipernatremia, < necesidad de fluidoterapia.

* Preparado casero: 1 cucharada de sal, 8 cucharadas de azúcar, 1 Litro (5 tazas) de agua.

* **NO dar:** Zumos de manzana ni gaseosa, ya que: ↑ osmolaridad, ↑ HC y ↓ electrolitos.

Caso práctico: Niña de 8 años que acude al servicio de Urgencias por vómitos (6) de 12 h de evolución. Acompañado de dolor abdominal + diarrea (10 deposiciones líquidas en el día).

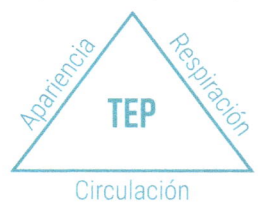

Apariencia: pálido, irritable, llora sin lágrimas, mucosa oral seca y ojos hundidos.

Respiración: no tiraje respiratorio, no disnea ni taquipnea.

Circulación: palidez, pero no petequias.

Datos: 30 Kg, SatO2 99%, TA: 94/59 mmHg, FC: 100 lpm, 38.7°C, 86 mg/dl.

Cuidados de enfermería ante deshidratación moderada.

1. Administración de antitérmico según pauta.
2. Rehidratación con suero oral. Dar una **jeringuilla oral de 5ml, aprox. c/ 10 min**. Vigilar vómitos.
3. Administración de antiemético (**Ondansetrón** 0,15 mg/kg). **No se recomienda si < 6 meses.**

Si la **rehidratación oral no tiene éxito**, canalizar VVP para analítica + rehidratación EV.

1. **Bolo de SF** (20 ml/kg).
2. **Calcular necesidades basales regla Holliday-Segar** = 17000 ml/24h. Rehidratación rápida: 20ml/kg. 20ml X 30 kg= 600ml. 500ml en 1h como mucho. 1700 ml- 500 ml= 1200 en 23h. Ritmo de 52 ml/h.

A las 3h post-STP: tras mejoría se dan recomendaciones al alta; dar la comida en pequeñas cantidades, sin forzar, evitar el ayuno y acudir de nuevo a urgencias si empeora.

6.9 MENINGITIS

Causas: Meningococo B, C, W, Y, A. En < 3 meses: S. Agalactiae, E. Colli, S. pneumoniae.

Clínica:

- < 1 año: irritabilidad, vómitos, letargia, apneas, rechazo a la alimentación, convulsiones y síntomas cutáneos.

- > 1 año: fiebre, cefalea, vómitos, fotofobia, letargia, irritabilidad, convulsiones. Síntomas cutáneos.

Exploración: Suelen tener síntomas y signos de infección general (TQ, aspecto séptico...).

Signos meníngeos (60-80%): rigidez nuca, signo Kernig y Brudzinski.

Ausente en lactantes → fontanela anterior abombada.

Tratamiento:

+ ABCD: Si Glasgow < 8 → Intubar.
+ Canalizar vía endovenosa + STP.
+ ATB empírica: se recomienda tras PL:
  - <1 mes: ampicilina (200 mg/kg/d) + cefotaxima (300 mg/kg/d) o ceftriaxona (100 mg/kg/d).
  - Resto: cefotaxima (300 mg/kg/d) o ceftriaxona (100 mg/kg/d) + vancomicina (60 mg/dosis).

6.10 PATOLOGÍAS CARDÍACAS

CIANOSANTES

- **Tetralogía de Fallot**: comunicación interventricular, estenosis pulmonar, acabalgamiento aorta e hipertrofia VD. Alivio → En cuclillas.
- **Transposición de grandes vasos**: Sdme bebé azul. Tratamiento: Prostaglandinas (mantienen el ductus arterioso abierto hasta cirugía).

NO CIANOSANTES

- **Comunicación interventricular**: Sobrecarga VD.
- **Comunicación interauricular**: Orificio en la pared (septo o tabique) que separa las aurículas.

- **Presencia ductus arterioso:** Tratamiento: AINEs (ibu-profeno) para cerrar el ductus arterioso.
- **Coartación aorta:**
  Miembros superiores: HTA, buena perfusión, pulso.
  Miembros inferiores: Tensión baja, ausencia pulso, mala perfusión. Tto: Quirúrgico.

TAQUICARDIA SUPRAVENTRICUPAR PAROXÍSTICA (TSVP)

FC >130 lpm; NO onda P; QRS estrechos (< 0.09 seg.).

PACIENTE ESTABLE	PACIENTE INESTABLE
- ABCD. - Decúbito supino. - ECG 12 derivaciones. - Maniobras vagales: frío en cara (15 - 30seg), estimular reflejo nauseoso, maniobra valsalva, masaje carotídeo (niños grandes).	- ABCD. - Cardioversión: 1 J/kg (aumentar hasta 4 J/kg). - Palas: Pediátricas 4,5 cm: < 1 años y < 10 kg; adulto (8 - 13 cm): >1 año y >10 kg. - Si paciente consciente → sedación con midazolam: 0,1-0,2 mg/kg IV. - Colocar SNG.
Tratamiento ***Adenosina** (amp 6 mg/2 ml): Bolo 0,1 mg/kg IV rápido (vía periférica más cercana al corazón y con brazo elevado) seguido de bolo SSF 5-10 ml. Repetir c/1 - 2 min. Aumentar dosis de 0,05 - 0,1 mg/kg/do. Máx. 12 - 18 mg. ***Amiodarona**: 5 mg/kg diluido en 100 ml SG 0,5% en 20 min.	**Tratamiento** ***Adenosina o amiodarona,** si cardioversión NO efectiva.

6.11 ALTERACIONES GLUCÉMICAS

Para diagnosticar la Diabetes, sólo es necesario que el paciente cumpla alguno de los siguientes criterios:

- **Presencia de síntomas:** Poliuria (aumento de la cantidad de orina), polidipsia (aumento de la sed) y Polifagia (ganas de comer sin parar) + **glucemia al azar ≥ 200 mg/dl.**
- **Glucemia en ayunas ≥ 126 mg/dl.**
- **Glucemia ≥ 200mg/dl** a las 2 horas post sobrecarga oral de glucosa (SOG).
- **HbA1C ≥ 6.5%.**

HIPERGLUCEMIA SIN CETOSIS O CON CETOSIS / CETOACIDOSIS DIABÉTICA (CAD)

- **Síntomas cardinales de hiperglucemia:** Poliuria, polidipsia, polifagia, astenia, pérdida ponderal (pesar al niño), enuresis secundaria, candidiasis del pañal.
- **Síntomas de cetosis**: Náuseas, vómitos, anorexia, astenia, dolor abdominal, decaimiento, malestar general y aliento (como "a manzanas").
- **Síntomas de cetoacidosis diabética (CAD)**: Respiración Kussmaul (acidosis metabólica), signos de deshidratación (sequedad), alteración del nivel de conciencia, signos de shock (taquicardia, pulso débil, hipotensión, mala perfusión periférica).

Tratamiento:
- **Sin signos de deshidratación ni cetosis** → derivar directamente al Hospital.
- **Ante síntomas de cetosis/CAD y/o deshidratación** → Se debe iniciar STP y derivar.

Estabilización: ABCDE, EKG, dieta absoluta, canalizar VVP (en caso de shock colocar 2), valorar SNG/vesical.

Reposición volemia:

- *En la* primera hora: SF a 10-20 ml/Kg (20 ml/Kg en el menor tiempo posible si shock), máx. 700 ml/h.
- En la segunda hora: SF a 10 ml/kg.

Rehidratación (hospital): déficit estimado en 48 h (la mitad en las primeras 12 h).

* A tener en cuenta: En el ámbito hospitalario **NO ADMINISTRAR** insulina ni Bicarbonato ni Iones.

HIPOGLUCEMIA

- **Leve-Moderada:** Glucosa VO (zumos, glucosa oral).
- **Moderada sin tolerancia oral o grave:**
  - **IV: Glucosado 10%** 2-2,5 ml/kg (lenta, en 5- 10 min).
  - **Glucagón IM/SC** (GlucaGen Hypokit 1 mg): 0,02-0,03 mg/kg (máx. 1 mg). Repetir a los 5 minutos si precisa.
  - ▷ Menores 6-8 años o menores de 25 kg: ½ amp.
  - ▷ Mayores 6-8 años o mayores de 25 kg: 1 amp.

> Si NO respuesta: bolo IV hidrocortisona 5 mg/kg.

6.12 INTOXICACIÓN

Carbón activado: elección si se trata de una verdadera intoxicación y no > 2h. VO:

< 1 año: 0,5-1 g/kg (máx 10-25 g).

1-14 años: 0,5-1 g/kg (máx 25-50 g).

Adulto o adolescente / peso adulto: dosis habitual 50 g.

Paciente: vía aérea no protegida, disminución consciencia, obstrucción, riesgo hemorragia o perforación gastrointestinal.

Sustancia ingerida: no absorbibles por carbón activado (pesticidas, hidrocarburos, ácidos, álcalis, alcoholes, hierro y otros metales pesados, litio, disolventes).

Lavado gástrico: No se recomienda su uso rutinariamente, solo en la 1º hora tras la ingesta de la sustancia tóxica potencialmente peligrosa para la vida no absorbible por el carbón activado o cuando éste no esté disponible.

Medidas terapéuticas específicas: antídotos.

Capítulo VII

Dosis pediátricas de fármacos más frecuentes

ANTIPIRÉTICOS

FÁRMACO	NOMBRE / FORMA COMERCIAL	DOSIS / PAUTA	CÁLCULO RÁPIDO
Paracetamol	Apiretal ó Gelocatil 100 mg/ml.	10 - 15 mg/kg c/ 6 - 8 h.	Min: 0,10 x kg. Máx: 0,15 x kg.

ANALGÉSICOS

FÁRMACO	NOMBRE / FORMA COMERCIAL	DOSIS / PAUTA	CÁLCULO RÁPIDO
Metamizol magnésico	Gotas: metalgial 2 g/ 5ml.	20 - 50 mg/kg - c/ 8 h.	Gts: 0,5 gts x Kg. Min: Kg x 20/500. Máx: Kg x 50/500.
	Amp: Lasain 2 g/ 5ml.		
	VO: cápsulas de 575 mg.	No hasta > 15 años.	

FÁRMACO	NOMBRE / FORMA COMERCIAL	DOSIS / PAUTA	CÁLCULO RÁPIDO
Ibuprofeno	Dalsy, Apirofeno, Dolorac 100 mg/5ml. Hay 2 presentaciones: - 20 mg/ml (al 2%). - 40 mg/ml (al 4%).	10 - 20 mg/kg - c/ 8 h.	Al 2% **D. mín: Kg/4.** **D. máx: Kg/3.**
			Al 4% **D. mín: Kg/8.** **D. máx: Kg/6.**

* **Metamizol:** no para < 3 meses o < 5 kg peso. Se suele usar en dolores tipo cólico y en fiebres altas que no mejoran tras las siguientes 2h de haber dado Apiretal.

* **Ibuprofeno:** autorizado en ≥ 6 meses. Se debe tomar antes de las comidas o con leche para evitar molestias digestivas. Agitar antes de usar.

Caso práctico con ibuprofeno: *Niño de 28 Kg. Con Dalsy al 2% (Dalsy 20 mg/ml).* Calculamos min: 28/4 = 7 ml c/8h; calculamos máx: 28/3 = 9 ml c/8h. Como norma no escrita los pediatras suelen recomendar la dosis media que sale (con motivo de posibilidad de no ingesta total, echar por fuera algún ml de la toma mientras se le da, etc). En este caso, por ejemplo, pauta final: 8 ml c/8h.

PROBIÓTICOS Y PREBIÓTICOS

CUALQUIER PROBIÓTICO / PREBIÓTICO
Recordar que deben ingerirse con alimentos fríos o a temperatura ambiente y evitando bebidas ácidas para evitar interferencias en la absorción.

ANTIEMÉTICOS

FÁRMACO	NOMBRE / FORMA COMERCIAL	DOSIS / PAUTA	CÁLCULO RÁPIDO
Domperi-dona	Domperidona 5 mg/5ml.	0,25 mg/kg - c/ 6 h. MAYORES 12 AÑOS.	0,025 x kg.
Metoclopra-mida	Primperan gotas 2,6 mg/ml.	0,1 mg/kg/toma - c/ 8 h. MAYORES 12 AÑOS.	0,1 x kg.
	Primperan Sol 5 mg/5ml.		

CORTICOESTEROIDES

FÁRMACO	NOMBRE / FORMA COMERCIAL	DOSIS / PAUTA	CÁLCULO RÁPIDO
Esteaglato de predniso-lona	Estilsona gotas 7 ó 13,3 mg/ml.	1 mg/kg - c/ 12 h / 2mg/kg - c/ 24 h. Durante 3 - 5 días.	kg/7 y te da los ml a dar (en el caso de que la presen-tación es la de 7 mg/ml).
Deflazacort	Zamene gotas 22,75 mg/ml.	1 mg/kg/toma - c/ 24 h.	0,01 x kg.
Predniso-lona	Paidocort soluc. 3 mg/ml.	1 mg/kg/toma - c/ 12 h (ó 2 mg si c/ 24 h).	kg/3.
Dexameta-sona*	Fortecortin amp. 4mg/ml.	15 - 30 - 60 mg/kg.	0,15 - 0,3 - 0,6 x kg.
	Fortecortin comprimidos 1 mg y 4 mg.	Máx 16 mg.	1 comp de 1 mg. 1 comp de 4 mg. 2 comp de 4 mg.

* La ampolla se puede dar (y se suele) administrar VO en pediatría.

ANTIBIÓTICOS

FÁRMACO	NOMBRE / FORMA COMERCIAL	DOSIS / PAUTA	CÁLCULO RÁPIDO
Penicilina	Penilevel 250 mg soluc oral (polvo).	> 27 Kg: 1 sobre 250 mg c/ 12 h x 10 días. < 27 Kg: 2 sobres 250 mg c/ 12 h x 10 días.	
Amoxicilina	Amoxicilina en suspensión 250mg/5 ml.	Amigdalitis y celulitis: 40 - 50 mg/kg/día c/ 8 h →7 d.	0,4 - 0,8 x kg.
	Amoxicilina gotas óticas.	Otitis, sinusitis y resto patologías ORL: 80 mg/kg/día - c/ 8 h →7 d.	
Amoxicilina + Á. Clavulánico	Augmentine en suspensión 100 mg/12,5 mg. * Si no mejora con penicilina o amoxicilina.		0,4 - 0,5 x kg.
Azitromicina	Azitromicina 200 mg/5ml. * Si alergia a penicilina.	*2 posibilidades de pauta: - 10 mg/kg - c/ 24 h →3 días. - 10mg/kg/día el primer día y los 4 restantes: 5 mg/kg/día.	0,05 - 0,1 x kg.
Ciprofloxacino	GOTAS (otitis externa).	2 - 4 gotas c/ 8 h → 7 días.	
Claritromicina	Claritromicina 125 ó 250 mg/5ml.	7,5 mg/kg - c/ 12 h.	0,075 x kg.
Fosfomicina	Fosfomicina 250mg/5ml.	ITUs > 6 años, 1 ó 2 sobres/día.	
Rifampicina	Rifampicina 100mg/5ml. * Se suele usar ITUs.	20 ml - c/ 12 h.	0,2 x kg.

FÁRMACO	NOMBRE / FORMA COMERCIAL	DOSIS / PAUTA	CÁLCULO RÁPIDO
Cefixima	Necopen 100 mg/5ml. *Se suele usar ITUs.	Primer día 8 mg/kg c/ 12 h, resto de días 8 mg/kg c/ 24 h.	0,08 x kg.
Cefuroxima	Zinnat 125mg/5ml. Zinnat 250mg/5ml.	10 - 15 mg/kg - c/ 12 h.	0,1 - 0,15 x kg.
Gentamicina	Gentamicina gotas. *En conjuntivitis bact y orzuelos).	2 - 4 gotas c/ 8 h →7 días.	
Mupirocina	Bactroban tópico. *Se suele usar en celulitis SC, impétigo o balanitis.	Una aplicación c/ 8 h.	
Trimetoprima y sulfametoxazo	Septrin pediátrico (200/40 mg en 5ml).	20 - 30/ 4 - 6 mg/kg - c/ 12 h →5 días.	

* *En Canarias no suele haber resistencia a la amoxicilina, por lo que se suele intentar no prescribir Augmentine.*

ANTIRRETROVIRALES / ANTIVIRALES

FÁRMACO	NOMBRE / FORMA COMERCIAL	DOSIS / PAUTA	CÁLCULO RÁPIDO
Aciclovir	Aciclovir 400mg/5ml.	20 mg/kg - c/ 8 h.	80 x kg / 4.

* *En AP se suele usar en gingivoestomatitis herpética o en <48h evolución de una madre con varicela.*

ANTIPARÁSITOS

FÁRMACO	NOMBRE / FORMA COMERCIAL	DOSIS / PAUTA	CÁLCULO RÁPIDO
Pirantel	Pirantel 250mg/5ml.	11 mg/kg - dosis única. Repetir a los 14 días.	**0,11 x kg.**
Lomper	Lomper 100 mg.	1 comprimido y otro a los 14 días.	

NEBULIZACIONES / AEROSOLES

FÁRMACO	NOMBRE / FORMA COMERCIAL	DOSIS / PAUTA
Salbutamol	Ventolin.	* Leves: **Kg/4 -** c/ 4 - 6 - 8 h. Intentar dar con la cámara. No menos de 2 puff. * Moderado/grave: si se opta por **nebulización** (2,5 mg/ 2,5 ml): **0,15 ml/kg → 1 nebulización c/ 20' SIN DILUIR.**
Bromuro de Ipatropio	Atrovent 250 - 500 mcg.	<20 kg: 250 mcg. >20 kg: 500 mcg.

ANTIHISTAMÍNICOS

FÁRMACO	NOMBRE / FORMA COMERCIAL	DOSIS / PAUTA	CÁLCULO RÁPIDO
Loratadina (> 6 m)	Loratadina sol oral.	0,5 - 1 ml c/ 24 h.	
Desloratadina (> 2 años)	Desloratadina 0,5 mg/ml / Aerius 0,5/ml.	1,25 mg/toma - c/ 24 h.	**Edad + 0,5 mg.**

FÁRMACO	NOMBRE / FORMA COMERCIAL	DOSIS / PAUTA	CÁLCULO RÁPIDO
Polaramine	Polaramine 2mg/5ml.	0,04 mg/kg/toma - c/ 6 - 8 h.	
Hidroxicina	Atarax jarabe 10mg/5 ml.	0,5 mg/kg/toma - c/ 6 h.	
Cetirizina	Zyrtec gotas 10 mg/ml.	2 - 6 años: 2,5 mg. >6 años: 5 mg.	2,5 / 10 → (0,25 ml).
	Zyrtec soluc. 5mg /5ml.	(c/ 12 - 24 h).	5 ml.

URGENCIAS

FÁRMACO	NOMBRE / FORMA COMERCIAL	DOSIS / PAUTA
Naloxona	Naloxona ampolla (IV-SBC-IM) 0,4/ml.	0,01 mg/kg (repetir cada 3 minutos).
Adrenalina	Adrenalina 1mg/ml.	0,01 mg/kg/dosis IM. *Nebulizada: 0,5 ml/kg/dosis.
Carbón activado	Carbón activado.	< 1 años: 0,5 - 1 g/kg (máx 10 - 25 g). 1 - 14 años: 0,5 - 1 g/kg (máx 25 - 50 g). > 14 años: 50 g.
Midazolam	Midazolam 1 mg/ml ó 5 mg/5ml.	IM: 0,2 mg/kg (máx 10 mg). IV/IO: 0,15 mg/kg (máx 5 mg).
Levetiracetam	Keppra 100 mg/ml.	IV: 30 - 60 mg/kg en 10 - 15 min (máx 1.500 mg).
Fenobarbital	Fenobarbital 200 mg/ml.	IV/IO: 20 mg/kg (máx 300 mg). Se diluye 1 ml en 9 ml más de agua destilada para conseguir 200 mg en 10 ml = 20 mg/ml. Se pasará 1 mg/kg c/10'. Se repetirá la dosis de 20 mg/kg si fuera necesario.

Adenosina	Adenosina 6 mg/2 ml.	(TSP): bolo 0,1 mg/kg IV rápido (vvp más cercana al corazón y con brazo elevado) seguido de bolo de 5 - 10 ml de SF. Repetir c/ 1 - 2 min. Aumentar dosis de 0,05 - 0,1 mg/kg/ dosis. Máximo 12 - 18 mg.
Amiodarona	Amiodarona 150 mg/ 3ml.	(TSP): 5 mg/kg diluido en 100 ml SG 0,5% en 20 min.
S. Gluco-sado 10%	100 - 250 - 500 ml.	(HipoGL). IV: 2 - 2,5 ml/kg a pasar lentamente (5 - 10 minutos).
Glucagón	GlucaGen Hypokit 1 mg.	(HipoGL). IM/SBC. 0,02 - 0,03 mg/kg (máx 1 mg). Repetir en 5 minutos. < 6 - 8 años ó < 25kg: ½ ampolla. > 6 - 8 años ó > 25kg: 1 ampolla.

* Adrenalina: *en la anafilaxia recordar diluir.*

MUCOLÍTICOS / ANTITUSIVOS / JARABES

FÁRMACO	NOMBRE / FORMA COMERCIAL	DOSIS / PAUTA	CÁLCULO RÁPIDO
Ambroxol hidrocloruro	Ambroxol jarabe 15mg/5 ml.	1,3 mg/kg/día - c/ 8 h.	**0,013 x kg.**
Cloperastina fendizoato	Cloperastina jarabe 3,54 mg/ml.	1,77 mg/kg/día - c/ 8 h.	**0,0177 x kg /3.**
Dextrome-torfano	Romilar gotas o soluc.15 mg/ml.	2 - 6 años: 10 gotas c/ 6 - 8 h. 6 -12 años: 20 gotas c/ 6 - 8 h.	
Levodropro-pizina	Levotuss jarabe 6 mg/ml.	1 mg/kg/toma - c/ 6 - 8 h.	

* Ninguno se pauta a < 2 años. Se debe advertir a los padres que no suelen hacer el efecto deseado en todos los niños, es muy individual y no está del todo demostrado. Insistir en lavados nasales.

Bibliografía

Información de apoyo / CSIC

Capítulo I

★ Guía de actividades a realizar en los controles de salud. Programa de salud infantil del Servicio Canario de Salud. Gobierno de Canarias. Disponible en: https://www3.gobiernodecanarias.org/sanidad/scs/content/c6b06acc-56cf-11e9-a8c1-c934ebab22bd/GuiaActividades.pdf.

★ Prevención de la muerte súbita del lactante (SMSL). Programa de salud infantil del Servicio Canario de Salud. Gobierno de Canarias. Disponible en: https://www3.gobiernodecanarias.org/sanidad/scs/content/a151dd44-b579-11dd-954a-5f407b1fae81/2_PrevencionMuerteSubitalactante.pdf.

Capítulo II

★ Comité Asesor de Vacunas de la Asociación Española de Pediatría. Calendarios acelerados o de rescate [Internet]. Madrid: vacunasaep.org. Disponible en: https://vacunasaep.org/sites/vacunasaep.org/files/calva-caep-2023-acelerados-tablas-enero2023_web_0.pdf.

★ Gobiernodecanarias.org. Calendario oficial de vacunaciones para toda la vida de Canarias [Internet]. Servicio

Canario de Salud. BOC Nº 145. Orden de 10 de julio de 2023. Disponible en: https://www3.gobiernodecanarias. org/sanidad/scs/content/4f630e32-2023-11ee-a0a1-358b28c50097/CALENDARIO_OFICIAL_DE_VACU-NACIONES_PARA_TODA_LA_VIDA_DE_CANA-RIAS-2023.pdf.

🖈 Gobiernocanarias.org. Protocolo de atención sanitaria a menores migrantes (infancia en movimiento) [Internet]. Noviembre de 2023. Disponible en: https://www3. gobiernodecanarias.org/sanidad/scs/content/06f-5d6af-e00b-11ed-9fa3-c59472cce41e/AtencionMeno-resMigrantesReducido.

Capítulo III

🖈 Cembranos del Castillo, M., & Solís Cienfuegos, I. PRUEBA DEL TALÓN EN RECIÉN NACIDOS: ACTUALIZACIÓN. *TIEMPOS DE ENFERMERÍA Y SALUD*, 2020; *1*(2), 24-28. Disponible en: https://www.tiemposdeenfermeriaysa-lud.es/journal/article/view/62.

🖈 de Tenerife. GAP. Toma de muestras. Prueba del Talón [Internet]. Vimeo; 2023 [citado el 8 de noviembre de 2023]. Disponible en: https://vimeo.com/820493236/e6259b1fd9.

🖈 Programa de atención dental infantil de canarias (PADI-CAN). [Internet], Servicio Canario de salud. Disponible en: Programa de atención dental infantil de Canarias (go-biernodecanarias.org).

✦ Higiene [Internet]. Aeped.es. Disponible en: https://en-familia.aeped.es/indice/higiene

✦ Morata A.J, Morata A.L. Salud bucodental en los niños: ¿debemos mejorar su educación? Rev Pediatr Aten Primaria [Internet]. 2019 dic; 21 (84): e173-e178. Disponible en: http://scielo.isciii.es/scielo.php?script=sci_arttext&pid=S1139-76322019000400003&lng=es.

✦ uDocz. Reflejo rojo retiniano Test de Bruckner. uDocz [Internet]. 2021. Disponible en: https://www.udocz.com/apuntes/138197/reflejo-rojo-retiniano-test-de-bruckner.

✦ Detección de alteraciones visuales [Internet]. Gobiernodecanarias.org. Disponible en: https://www3.gobiernodecanarias.org/sanidad/scs/content/cca-776de-b579-11dd-954a-5f407b1fae81/9_Deteccionalteracionesvisuales.pdf.

✦ Psicomotricidad [Internet]. Centreguia.cat. Disponible en: https://centreguia.cat/es/senales-alarma/primera-infancia/7-psicomotricitat.

✦ Factoría SEO. La escoliosis: Qué es, síntomas y causas [Internet]. Teyder. 2022. Disponible en: https://teyder.com/la-escoliosis-sintomas-y-causas.

✦ Test de Adams, una prueba oportuna para detectar la escoliosis [Internet]. Gov.py. 2015. Disponible en: https://www.mspbs.gov.py/portal/12623/test-de-adams-una-prueba-oportuna-para-detectar-la-escoliosis.html.

La escoliosis: ¿en qué consiste y cuál es el mejor tratamiento? [Internet]. Ortopedia.com. Disponible en: https://ortopedia.com/blog/escoliosis-tratamiento-n13-b11.html.

Leis R, Martínez Costa C, Galera R. Alianzamasnutridos.es. [citado el 8 de noviembre de 2023]. Disponible en: https://www.alianzamasnutridos.es/uploads/cuadernos/pdf/13ced09517c979459bdf128318d5c0f6.pdf.

Trastornos del comportamiento alimentario [Internet]. Pediatría integral. 2022 [citado el 8 de noviembre de 2023]. Disponible en: https://www.pediatriaintegral.es/publicacion-2022-03/trastornos-del-comportamiento-alimentario-2022.

Ruiz-Lázaro PM, Díaz-Plaza MD, Belmonte-Cortés S. Prevención de los trastornos de la conducta alimentaria en la comunidad. Nutr. Hosp. [Internet]. 2022; 39: 93-96. Disponible en: http://scielo.isciii.es/scielo.php?script=sci_arttext&pid=S0212-16112022000500014&lng=es.

Capítulo IV

Comité de Nutrición y Lactancia Materna. Manual de Nutrición. Gastroenterología y Nutrición. 2021. Disponible en: https://www.aeped.es/comite-nutricion-y-lactancia-materna/nutricion-infantil/documentos/manual-nutricion-aep-2021.

Guía de Práctica Clínica sobre lactancia materna. Ministerio de Sanidad, Servicios Sociales e Igualdad; Agencia de

Evaluación de Tecnologías Sanitarias del País Vasco-OS-TEBA, 2017. Guías de Práctica Clínica en el SNS. URL disponible en: https://redets.mscbs.gob.es/documentos/GPCLactancia_Osteba.pdf.

El alimento ideal RILLM es. G. Tamayo López, A. Sáenz de Urturi, Fórmulas infantiles especiales M.R. Hernández Sáez, C. Pedrón Giner, M.D. García Novo [Internet]. Aeped.es. 1997. Disponible en: https://www.aeped.es/sites/default/files/anales/47-5-2.pdf.

Recomendaciones del Comité de Nutrición y Lactancia Materna de la Asociación Española de Pediatría sobre las dietas vegetarianas [Internet]. Analesdepediatria.org. Disponible en: https://www.analesdepediatria.org/es-pdf-S1695403319303789.

Vegan health [Internet]. Veganhealth.org. Disponible en: https://veganhealth.org.

Española UV. Actualización sobre las recomendaciones de la vitamina B12 [Internet]. Unión Vegetariana Española (UVE). 2020. Disponible en: https://unionvegetariana.org/actualizacion-sobre-las-recomendaciones-de-la-vitamina-b12/.

Española UV. Suplementación de vitamina B12 en la infancia [Internet]. Unión Vegetariana Española (UVE). 2021. Disponible en: https://unionvegetariana.org/suplementacion-de-vitamina-b12-en-la-infancia/.

🐠 unionvegetariana.org W. Unión Vegetariana Española [Internet]. Unionvegetariana.org. Disponible en: https://unionvegetariana.org/downloads/Guia-nutricion-infantil-UVE.pdf.

🐠 Sisó M. ¿Son igual de efectivos los suplementos de omega-3 veganos que los de origen animal? - Roger de Llúria [Internet]. Roger de Llúria. 2022. Disponible en: https://institutrogerdelluria.com/son-igual-de-efectivos-los-suplementos-de-omega-3-veganos-que-los-de-origen-animal/.

🐠 Hollis BW, Wagner CL, Howard CR, et al. Maternal Versus Infant Vitamin D Supplementation During Lactation: A Randomized Controlled Trial. Pediatrics. 2015 oct; 136(4):625-34. doi: 10.1542/peds.2015-1669.

🐠 APILAM. Ergocalciferol [Internet]. e-lactancia.org. Disponible en: https://www.e-lactancia.org/breastfeeding/ergocalciferol/product/.

🐠 El Organismo VDYFEN. ¿SOBREPRESCRIPCIÓN DE VITAMINA D? [Internet]. Gobiernodecanarias.org. [citado el 20 de diciembre de 2023]. Disponible en: https://www3.gobiernodecanarias.org/sanidad/scs/content/9ae04fb4-b1fb-11e9-ad2c-61eb5bc993d6/INFARMA_Sobreprescripci%C3%B3n%20Vit%20D_%20JUN%202019.pdf.

🐠 Bhatia J, Greer F. Empleo de las fórmulas basadas en la proteína de soja en la alimentación infantil. Pediatrics [Internet]. 2008; 65(5):273–9. Disponible en: https://www.elsevier.es/es-revista-pediatrics-10-articulo-empleo-formulas-basadas-proteina-soja-13123791.

Capítulo V

- de Valencia M-MICO de F. Vacunas de la alergia: el tratamiento que combate la causa - MICOF - Muy Ilustre Colegio Oficial de Farmacéuticos de Valencia [Internet]. MICOF - Muy Ilustre Colegio Oficial de Farmacéuticos de Valencia. Disponible en: https://www.micof.es/ver/32908/vacunas-de-la-alergia-el-tratamiento-que-combate-la-causa.html.

- Servicio de alergología. Unidad de Inmunoterapia. Hospital Universitario Nuestra Señora de la Candelaria. Servicio Canario de Salud.

Capítulo VI

- Asma: Pulmonary Score en valoración de la crisis de asma [Internet]. Agapap.org.Disponible en: http://www.agapap.org/druagapap/content/asma-pulmonary-score-valoraci%C3%B3n-la-crisis-asma.

- Asma: concepto, fisiopatología, diagnóstico y clasificación [Internet]. Pediatría integral. 2021. Disponible en: https://www.pediatriaintegral.es/publicacion-2021-03/asma-concepto-fisiopatologia-diagnostico-y-clasificacion/.

- Manejo de dispositivos de inhalación en el tratamiento del asma [Internet]. Familia y Salud. 2013. Disponible en: https://www.familiaysalud.es/medicinas/normas-de-uso-de/manejo-de-dispositivos-de-inhalacion-en-el-tratamiento-del-asma.

- GEMA 5.3. Actualización de la guía de manejo de Asma [Internet]. Separ.es. Disponible en: https://www.separ.es/node/1812.

- Diez del Corral Belda JM, Álvarez Alonso C. Oftalmología para el pediatra de Atención Primaria. Form Act Pediatr Aten Prim. 2013;6;175-86. Disponible en: https://fapap.es/articulo/255/oftalmologia-para-el-pediatra-de-atencion-primaria.

- Comité de Medicamentos de la Asociación Española de Pediatría. Pediamécum. Edición 2015. ISSN 2531-2464. Disponible en: https://www.aeped.es/comite-medicamentos/pediamecum/tropicamida.

- Brenes IM. Tinción con fluoresceína [Internet]. Manuales Clínicos. 2022. Disponible en: https://manualclinico.hospitaluvrocio.es/urgencias-de-pediatria/tecnicas-y-procedimientos/tincion-con-fluoresceina/.

- Aparicio Rodrigo, M. Algoritmo para el diagnóstico y tratamiento de niños con sospecha de infección del tracto Urinario. CS Entrevías.Madrid. [Internet] Ed 3.0. Disponible en: Algoritmos AEPap.

- Protocolos diagnósticos y terapéuticos en Pediatría [Internet]. Aeped.es. Disponible en: https://www.aeped.es/protocolos.

🔖 Piñeiro Pérez R, et al. Recomendaciones sobre el diagnóstico y tratamiento de la infección urinaria. An Pediatr (Barc). 2019. https://doi.org/10.1016/j.anpedi.2019.02.009.

🔖 González Rodríguez JD, Rodríguez Fernández LM. Infección de vías urinarias en la infancia. Protoc diagn ter pediatr. 2014; 1:91-108. Disponible en: https://www.aeped.es/sites/default/files/documentos/07_infeccion_vias_urinarias.pdf.

🔖 Victorio C. Convulsiones en niños [Internet]. Manual MSD versión para público general. 2023. Disponible en: https://www.msdmanuals.com/es-es/hogar/salud-infantil/trastornos-neurol%C3%B3gicos-en-ni%C3%B1os/convulsiones-en-ni%C3%B1os.

🔖 Francesca Solari B. Crisis epilépticas en la población infantil. Rev médica Clín Las Condes [Internet]. 2011;22(5):647–54. Disponible en: http://dx.doi.org/10.1016/s0716-8640(11)70477-1.

🔖 J.C. Molina Cabañero, M. De la Torre Espí. Protocolos diagnóstico-terapéuticos de Urgencias Pediátricas SEUP-AEP. Convulsiones. pág 45-50. Servicio de Urgencias. Hospital Infantil Universitario Niño Jesús, Madrid.

🔖 Investigación RS. Proceso enfermero en deshidratación de paciente pediátrico. Caso clínico [Internet]. RSI - Revista Sanitaria de Investigación. 2021. Disponible en: https://revistasanitariadeinvestigacion.com/

proceso-enfermero-en-deshidratacion-de-paciente-pediatrico-caso-clinico/?utm_content=cmp-true.

🖈 American Academy of Pediatric.s, Provisional Committee on Quality Improvemen.t, Subcommittee on Acute Gastroenteritis. Practice parameter: the management of acute gastroenteritis in young children. Pediatrics, 97 (1996), pp. 424-35.

🖈 Cellucci MF. Rehidratación oral [Internet]. Manual MSD versión para profesionales. Disponible en: https://www.msdmanuals.com/es-es/professional/pediatr%C3%ADa/deshidrataci%C3%B3n-y-fluidoterapia-en-ni%C3%B1os/rehidrataci%C3%B3n-oral.

🖈 Protocolo de atención a niños y niñas con enfermedad diarreica aguda. OMS. Disponible en: https://platform.who.int/docs/default-source/mca-documents/policy-documents/operational-guidance/DOM-CH-23-01-OPERATIONAL-GUIDANCE-2016-esp-Protocolo-de-diarreica-aguda.pdf.

Capítulo VII

🖈 Pediamécum. Comité de Medicamentos de AEP (CM-AEP) [Internet]. Madrid. Edición 2015. Asociación Española de Pediatría (AEP). Disponible en: https://www.aeped.es/comite-medicamentos/pediamecum.

* Iconos y dibujos procedentes de Google (https://docs.google.com/) y Canva (www.canva.com/es_es/).

SIGNOS VITALES

PEDIATRÍA

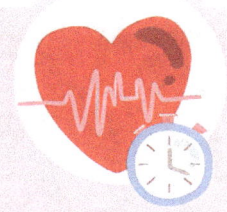

FRECUENCIA CARDIACA

Edad	Mínima	Máxima
RN-1 año	100	160
1-3 años	90	150
3-6 años	80	140
6-12 años	70	120
12-18 años	60	100

PRESIÓN ARTERIAL

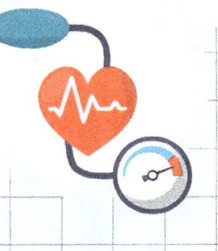

Edad	PAS	PAD
RN	50-70	25-45
6 m-2 años	80-105	45-70
2-6 años	80-120	50-80
6-10 años	85-130	55-90
10-18 años	90-140	60-95

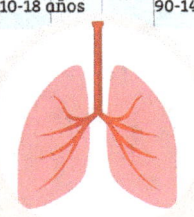

FRECUENCIA RESPIRATORIA

Edad	Respiraciones por minuto
RN- 1 año	30-60
1-3 años	24-40
3-6 años	22-34
6-12 años	18-30
12-18 años	12-16

GLUCEMIA

RN pretérmino:	> 20 mg/dl.
RN a término:	> 30 mg/dl.
Lactantes:	> 40 mg/dl.
Niños:	> 50 mg/dl.

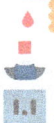

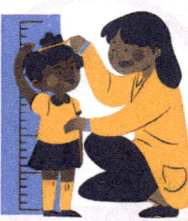

TALLA

Edad	Talla en cm
RN	50
1 año	75 (Aumenta 2 cm por mes)
3 años	90
4 años	x2 talla de nacimiento

- 2-12 años: (Edad en años x 6) +77

PESO

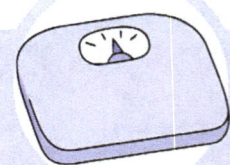

Pérdida de peso en los primeros días:	RN término: 5-10 % RN pretérmino: 10-15 %
7-10 días de vida	Recuperación del peso.
4-5 meses	x2
12 meses	x3
2 años	x4

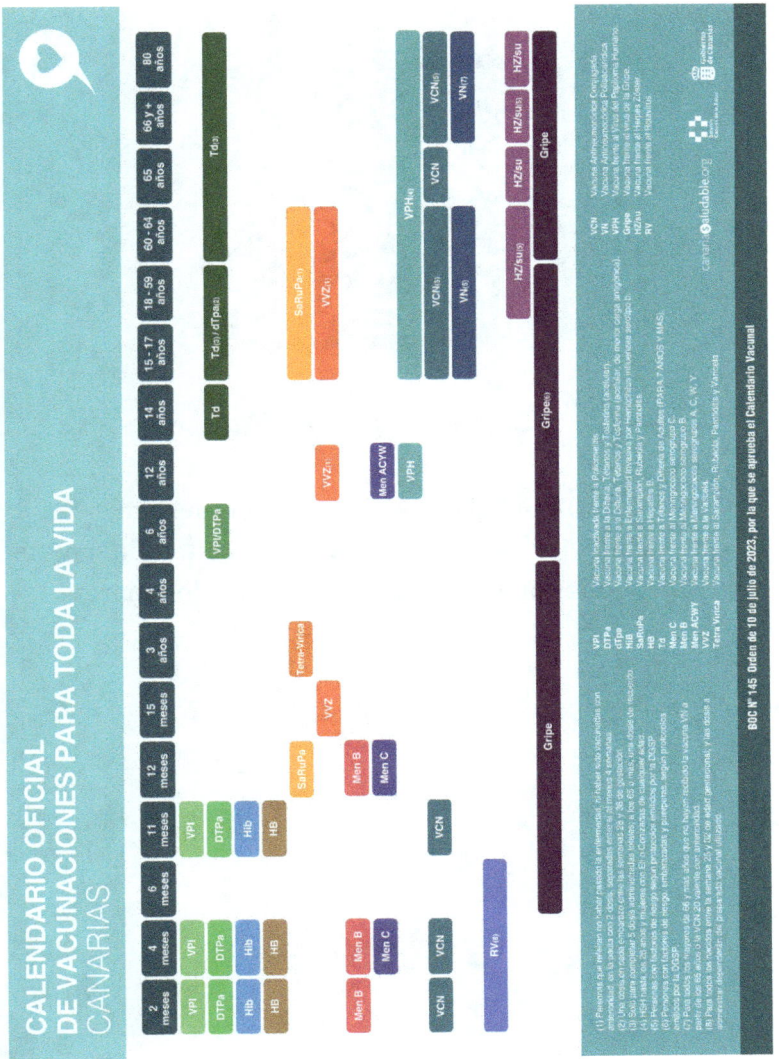

¡Escanea el QRS!

Te llevará a un Google Drive que contiene herramientas digitales, infografías informativas y documentos de soporte tanto profesionales como para aportar a los padres.